健康長寿の医者が教える

最強の長生き

医学博士
松原英多

ロング新書

はじめに

本書を読まれる前に、これだけは知っておいて頂きたい。

我が家は、代々の医家だと聞かされ育ってきた。何代続いたかは不明である。さらに我が家には「他人様を診察する医者が病気になるとは何事か。我が家の医者は病気になってはいけない。死んでもいけない」という、奇妙な家訓がある。だから、葬式も出さない。こんなことからか、妙に死にこだわる習慣が付いてしまった。

また、私は医師である。医業とは死を嫌い、長寿を尊ぶ職業である。そこで、長寿にも非常な興味を持つことになった。

本書では、寿命は天から授かったものとは考えない。ただの長寿ではなくて、健康長寿は万人の希望であり願望である。

確かに、その始まり（ここでは精子と卵子の結合といった無粋な表現は避けたい）は、天からの授かったものだったかも知れない。だが、その後は自らが切り開くものであり、寿命を越える長寿も不可能でないと信じている。

ここで、はっきりとさせたいことがある。日進月歩の現代医学でも、死なずにすむ方法は見つからない。だが、寿命を延ばす方法はあり得る。

最も簡単な方法といえば、病気にならないことである。病気にならなくなれば、病死がない。病死がなければ、後は老衰だけになる。「無病息災」は確実な長寿法である。「一病息災」は、やはり負け惜しみにすぎない。

つまり、無病であること自体が、評価ある仕事であり、功績なのだ。

しかし、無病の末にある「老衰」という現象が、どうにも頂けない。老いて、おまけに衰えるとは、いかにも情けないではないか。

だが、老いても衰えなければ、老衰もない。そのためには、老化要素を、徹底的に修正することである。

私自身は、老化要素を徹底的に修正したつもりである。具体的な方法として、まず我が年齢を「偽る、隠す」ことにした。分かりやすく言えば、年齢を偽る、ごまかすのである。ごまかし続けているうちに、年齢を自覚しないようになった。

私の健康度は並でない。私の年齢は「偽る、隠す」の大原則によって公表しない。ただ、その大原則を破って「後期高齢者」とだけお教えしよう。

まずは、私の仕事量。三〇歳、四〇歳、五〇歳の頃と全く変わらない。診療活動以外の講演活動は、わが国の何処にでも出かける。遠隔地、僻地の区別なく出かける。可能なかぎり日帰りである。よほどのことがなければ泊らない。

もちろん、出張地での見学なんて、物見遊山に来たわけではないから、全くない。宴会もなし。まさにトンボ帰りの行程である。

また、食事については、異常なまでの偏食で、魚介類が一切食べられないのである。周囲を海に囲まれたわが国では、魚料理を提供することが、最高のおもてなしと思い込んでいるらしい。「こんな山奥でも、こんな新鮮な魚がありますよ」とか、「海辺だから、こんなに新鮮な魚ですよ」と、魚自慢に事欠かない。

残念ながら、その自慢の魚を一切受け付けないのである。煮ても焼いても、もちろん生もダメ。ここまでくると、宴会の出席もあり得ない。出発時の朝食と帰宅後の夕食だけで、昼食なしの出張スタイルである。

嬉しいことに、私のような貧筆にも執筆依頼がある。昼間は診療と講演活動で一杯。執筆活動は、どうしても夜間になる。

執筆には締め切り期限がある。そのためには、「寝食を忘れて」の仕事ぶりとなる。『おもいッきりテレビ』時代は講演依頼や執筆依頼も多く、年のほとんどが診療室か、パソコンの前（執筆活動）か旅の空であった。家族との対面もまれな状態。それでも働き続けた。

問題は睡眠時間である。睡眠時間は長くて四時間。多忙につぐ多忙の時期は、三時間睡眠がほとんどだった。こうした仕事の余波は、未だに続いている。

それでも病気にもならず、健康で元気いっぱい。

本書では、私のめちゃくちゃな健康法を証明すると同時に、長寿への方法も明らかにしたい。

多くの碩学のお知恵を拝借して、寿命を越える長寿の謎に迫ろうと思う。

松原英多

第1章 長寿は勇気と工夫の証拠

第2章 年齢なんて不詳でもよい

第3章 何ごとも実行と継続

第4章 立つ、歩く、握る、話す、噛む、を鍛え直せ

⑤噛む力を鍛える……123

第5章 動く体に寝たきり老人なし

第6章 肉中心の食事が絶対必要

第7章 仕事のための余力を惜しむな

第8章　一〇〇歳まで完璧な頭脳でいるために

第1章

長寿は勇気と工夫の証拠

日本人の平均寿命はダントツ世界一

われわれヒト族が、この世に生まれたのは約六〇〇〜七〇〇万年前と言われている。そして、この約六〇〇〜七〇〇万年という期間は、「死なないため、長寿のため」の工夫の連続であっただろう。

サルに離縁状をたたきつけた猿人類の、第一になすべきことは、「死なないため」のエサ集めであった。彼らの望みは生きることである。生きることの延長線上には、「長く生きたい」がある。

考古学者によれば、猿人や原人の種類は三〇種類にも及んだという。

だが、その三〇種類の中で、現在まで生き残った者は、たったの一種類、われらホモ・サピエンスだけである。

ということは、われらホモ・サピエンスだけが、「長く生きたい」努力を、熱心にかつ強く重ねてきたのだろう。

こうした過去の長い努力を考えれば、長命には尊い価値がある。尊い価値があるからこそ、「敬老の精神」が生まれたのであり、もっと安直には、横町のご隠居が物知りオヤジとして、君臨（？）できたのである。

幸いなるかな、日本人は生まれながらにして、長命の切符を頂戴している。

ＷＨＯの世界保健統計発表（二〇一五年の統計）によれば、平均寿命が八〇歳以上の国は日本、スイス、シンガポール、オーストラリア、スペインなど計二八カ国である。

そのなかでも、日本の平均寿命はダントツの八三・七歳で世界一。女性の平均寿命は日本が八六・八歳で世界一。二位シンガポール八六・一歳、三位韓国八五・五歳と続く。

男性の平均寿命はスイスが八一・三歳で世界一。二位アイスランド八一・二歳、そして日本は八〇・五歳で六位となっている。

一方、女性の平均寿命は世界第一位だから文句なし。だが、男性の六位は少々頂けない。もっと「長生き」の努力が必要であろう。

長生きを望むのは自然の欲望

しかし、人間とは不思議な動物だとつくづく考える。私のように大量の仕事をこなしていても、仕事があれば健康なのである。いや、仕事があるからこそ、健康なのである。

仕事が減ると、体のあちこちに支障や故障が生じてくる。

東京都健康長寿医療センター研究所副所長・新開省二医学博士は、「評価ある仕事が長命の最高の条件」と言われたが、まさに至言である。

同時に、精神は肉体をコントロールすることも学んだ次第である。

だれでも長生きをしたい。その理由は？　死にたくないから？　それは事実だろう。だが、死は生理現象であり、「死にたくない」だけでは、あまりにも理由が弱すぎる。

長生きをしたいという真の理由とは何だろう。

長生きをしたいという欲望は、人間の進化の過程から生まれたものである。

だから、それを強く望む。これも当然である。長生きは人間の進化の過程から生まれた、自然の欲望である。進化を考えれば、望まなくてはならない欲望なのである。

つまり、われわれの歴史は進化の歴史であると同時に、長生きをしたいという歴史なのである。その恩恵に浴さない人はいないはずである。

我らヒト族は六万年前、誕生の地アフリカを旅立った。その数はわずかに六〇〇〇人。その六〇〇〇人が驚異的スピードで世界に広がり、今日の繁栄をもたらした。

なぜ、彼らはアフリカを旅立ったのか。理由はさまざま考えられるが、根本的には、長生きを求めたためであろう。つまり、もっと豊富な食料が欲しい、もっと安全な生活環境が欲しいなど、それらのほとんどは長生きしたいがためであった。

今やわが国は、一〇〇歳時代に突入しようとする世界最高の長寿国である。だが、人間には欲がある。長寿以上の長生きをしたい。だからこそ、寿命を越える長寿を望むようになったのである。

では、はたして寿命を越える長寿とは可能なのだろうか。

私は断言できる。それは可能であると。進化の流れの渦中に生存するわれわれにとって、寿命を越える長寿は、当然求めるべき願望であり、欲望なのである。また、そのための工夫と努力を惜しんではならない。

長寿は努力の末に得るもの

寿命を越える長寿は、手放しで可能になるものではない。工夫と努力が必要である。老いたりと言えども、われわれは英知に満ちた人間である。持てる英知のすべてを集中して、天寿を延ばす努力をするべきである。

天寿も寿命も、天から授かったものと思うべからず。自らが努力をして、切り開くべきなのである。では、その努力とは、いかほどのものなのであろうか。

ここに百歳以上長生きの原因を調べた書がある。超百歳の皆さんの多くは、決して大きな努力をされていない。定刻起床だとか、わずかな量の寝酒だとか、ラジオ体操、天突き体操、小さな趣味だとかの簡単な方法を取り入れているだけである。

だからといって、寿命を越える長寿は、超百歳者の努力と少々違う。超百歳者は自然になったものである。一方、寿命を越える長寿は努力の末に得るものである。

超百歳者の簡単な方法だけでは済まないことは、容易に理解できる。

では、寿命を越える長寿への努力とは、いかなるものか。

詳しくは後述するとして、ここでは、決して難しいものではないことを明言しておく。

寿命を左右する五つの直接原因とは？

では、寿命の要因を調べてみよう。

日本医師会雑誌「高齢者診療マニュアル」の老化の項には、次のような記載がある。

「ヒトの体は約七〇兆個もの細胞から構成されている。多くの体細胞は分裂を終了し、分化形質を保っている。（中略）細胞の動きも悪くなり、機能が低下する。この状態を細胞老化と定義している。（中略）老化に至った細胞は分裂終了後の細胞で、新たに分裂する能力を失った細胞である。

これらの分裂終了細胞は老化すると、細胞質が大きくなるとともに、βガラクトシダーゼという酵素が陽性になり、細胞の動きも悪くなり、機能が低下する。この状態を細胞老化と定義している」と。

分かりやすく言うと、細胞単位で考えれば、人間の寿命の直接要因は、次の五つということである。

①テロメアの短縮

テロメア（染色体の仲間）は、その長さを伸び縮みさせる。テロメアの伸縮は寿命の長さに関与する。長ければ長寿、短ければ短命である。

②ＤＮＡの損傷

デオキシリボ核酸（ＤＮＡ）は核酸の一種で、地球上のほぼ全ての生物において、遺伝情報を担う物質となっている。その物質の持つ情報の中には、もちろん長寿の情報も含まれる。

この長寿物質が損なわれれば、寿命が短くなって当然。また、長寿の家系では、この長寿物質がしっかりと組み込まれている。

③タンパク質の損傷

細胞内の物質は、ほぼタンパク質で構成されている。人間の体は六対四に分かれ、六が水分で、四のほとんどがタンパク質で、残りのわずかがミネラルその他である。

だから病変とは、四のタンパク質の異変とも考えられる。
タンパク質の損傷は、細胞そのものの損傷である。損傷タンパク質が増えれば、細胞の寿命が短くなり、それだけ短命になる。

④細胞膜の損傷

細胞膜の損傷は、戸締まりやカギのない家と同じで、泥棒が入り放題となる。この場合の泥棒とは、細胞にとっての有害物質であり、その延長線上で、寿命活動を大いに抑制する働きがある。

⑤細胞内にたまる老廃物

細胞内にたまる老廃物の有害性は説明を待たない。

二〇一〇年のゴミ収集ストで、世界最高の都市ニューヨーク市が一夜にして廃墟と化した。この現象は体内でも同様である。

老廃物は有害物質や有痛物質にも変化する厄介者であるからだ。

細胞内に有害物質、有痛物質が溜まれば、細胞老化が早期に発生して、その影響は全身に及んで短命化するわけである。

すべては細胞内の栄養で決まる

ここでもう一度、前出の寿命の原因を見直していただきたい。

五つの原因のすべてに、血行が絡んでいることが分かるはずである。血行さえ良好ならば、五つの要因のすべてが蘇る。そして寿命が伸びる。寿命を越える長寿の可能性も大いに高まる。

その一つを「テロメア」で説明しよう。

テロメアとは、染色体の末端にある保護構造体である。ヒトの正常な細胞は五〇～七〇回以上は分裂できないと言われているが、それはテロメアが短くなるからである。テロメアの長さが一定以下に短縮すると、分裂は停止する。

つまり、テロメアも生きているわけだ。生きている以上、栄養補給と老廃物除去は欠くことができない。

その重要な栄養補給と老廃物除去は、すべて血行が行っているのだ。もし血行が妨げられれば、栄養補給と老廃物除去が途絶えるから、テロメア自身がいかにがんばっても、テロメアが短くなり、寿命も短くなってしまう。

反対に、栄養補給と老廃物除去が十分であれば、テロメアのがんばりとともに生きながらえ、テロメア自身も長くなり、長命になる。

繰り返すが、血行が良ければ、細胞内の状態が違ってくる。良好な変化が起きる。少なくとも、テロメアの短縮は行われない。行われたとしてもその確率が減る。

すべては細胞内の栄養如何で決まる。細胞内の栄養補給が豊富となり、老廃物の蓄積も起こらない。もちろんＤＮＡの損傷も、タンパク質の損傷も、細胞膜の損傷も起こりにくくなる。

ここまで好条件が揃えば、寿命に直接からむテロメアも考える。できるだけ長く頑張ろうと。かくして、テロメアの短縮は一時的にせよお預けとなる。

そして、寿命を越える長寿の方向に進むことになる。

血液の流れをよくすれば長寿につながる

血液循環は、これだけの大仕事をこなしているのである。その仕事内容は並のものではない。主だったものを拾ってみると、次の通りである。

①栄養補給と老廃物の除去
②各種ホルモンの運搬（全身の情報・指令伝達）
③免疫機能
④体温運搬
⑤体内に分布する化学受容器、圧受容器に適合刺激を与える
⑥体液の浸透圧、pHを調節する

これだけの仕事がプラス方向に向けば、老いたる脳も肉体も確実に蘇る。

そして寿命を越える長寿も可能となる。

一〇〇歳を越えるまで思う存分働く「価値あり老人」に

本題に戻ろう。健康長寿とは、何なのだろうか。

私の考える長寿プランは以下の通りだ。

①四〇～五〇歳から長寿意識に目覚める

②七〇～八〇歳まで働ける健康体を作る

③一〇〇歳を越えるまでは思う存分働く

④一〇〇歳を越えたら悠々自適

⑤一二〇歳頃になったら、ゆっくりと瞼を閉じる。

恐ろしいまでの長寿である。だが、計算上では実現可能な長命である。

この長寿ぶりを知ったら、息子や嫁は発狂するかも知れない。だが、彼らの戯言に耳を貸す必要はない。戯言や苦情があっても生き延びる。いや、生き続けるのである。

戯れ言を嫌うならば、「価値あり老人」になろう。価値ある老人の前には、戯言のかけらも発生しなくなる。

さらに、もう一工夫。価値ある老人には、経済的な付加価値をプラスする。遺産問題である。これをちらつかせれば、九九％の息子も嫁も価値ある老人と認め、敬うようになる。

しかし、世の中はそう甘くない。九九％は一〇〇％でない。残りの一％には、どんな意味が込められているのであろうか。

生前贈与するな。間違いなく施設行きか放置される

やはり遺産の相続が問題となる。

ある経済評論家曰く、「生前贈与をすれば、若い者にもお金が入る。そのお金が世の中に回れば、経済的に余裕が生じる。そして不況も解決する。名案でしょう」と。

とんでもない。生前贈与された息子や嫁は喜ぶだろう。だが、その後がいけない。生前贈与した高年齢者たちにはどう報いてくれるのか。私の知る限りでは生前贈与した老人は間違いなく施設行きか放置される。

生前贈与した老人は一人寂しく望まない施設生活に放り込まれ、贈与された息子や嫁は、せしめた遺産で我が世の春を謳歌する。

いかにも不公平ではないか。望まない施設に放り込まれた老人の嘆きを、その経済評論家は、いかにして保障してくれるのだろうか。

生前贈与の決め手は、旧来からの考え方の「親孝行」にある。新式の親孝行では、旧来の親孝行を信じている老人が満足しない。

中年者よ、そんな話はオヤジの代のことで、オレには無関係と軽視するなかれ。核家族になった途端に、その悲しい運命は、アラフォーにも迫っているのである。

核家族とは、親を捨てた家族の代名詞でもある。親を捨てたものは子に捨てられる。因果応報とは恐ろしい限りである。

中高齢者よ、寿命は年輪であるという。だが、長命は知識と経験の積み重ねである。そして輝ける長命のための努力を続けようではないか。

長生きをしたいという本能に素直であれ

最近の中高齢者は情けない。誤解のないよう、繰り返しておきたい。長寿を願うのは人間の本性であり、そのために、あらゆる努力を重ねることが必要なのである。また、長生きをしたいという願望は、基本的な願望でもあり、本能に近いものでもある。いや、本能であると断言してもよい。だから、長寿を恥じることはすこしもないのである。

さらに重要なことは、本能に素直であれという点である。本能に素直であれば、脳は非常にラクな状態にいることができる。ラクであれば、脳は無敵の力を発揮する。ボケ知らずで一生を終えられるし、体も健康でいられる。寿命を越える長寿も意のままになる。

家族の一員である中高齢者が、ボケずに優れた知的活動を続ければ、周囲の目が違ってくる。平均寿命が七〇歳前後で、一〇〇歳が珍しかった時代に、こんな報告があった。

同居している親が一〇〇歳を越えると、息子や嫁の介護法がたちまちレベルアップするというのである。

一〇〇歳を越えたという情報が近所に流れる。近所のうるさ型の間では、すぐに大評判となって、「あそこの嫁は親切者だ、しっかり者だ」、「隣の息子は親孝行だ」と褒めそやされる。

それで自然と介護がグレードアップしてしまうという。

どんな形にせよ、一〇〇歳まで生き延びただけでも、これだけの差が生まれる。ましてや、一〇〇歳プラスαとなり、すぐれた知的活動があれば、横町のご隠居どころの騒ぎではない。随分と格上げされ、押しも押されもせぬ長老となれる。

人間は戦う動物である

こうした背景がありながらも、最近の中高齢者は、不甲斐ない。意気地を全く失っている。不甲斐なく意気地もないから、かつての舅や姑の勢いも見られない。舅や姑は金持ちだから、「金持ちケンカせず」かも知れないが、私の知る限りでは、彼らは息を潜め、部屋の隅にひっそりと生きているだけである。

そして、口を開けば「長生きはもう嫌だ」の言葉が出てくる。

しかし人間は戦う動物である。いくら口で平和を唱えても、体内の構造が戦闘的にできている。

身近な例としては自律神経がある。自律神経には戦う神経が潜んでいるのである。たとえば、交感神経。交感神経は戦う神経として知られている。

ひとたび交感神経が興奮すると、全ての血管が細くなる。その理由は二つある。

理由の一は、水道のホースの原理だ。ホースの先をつまんで細くすると、水は勢いよく飛び出すように流れ出る。

戦闘とは、筋肉と筋肉の争いである。筋肉にエネルギー源である血液が豊富に届かなければ、力が出ない。大きな戦闘力を生み出すためには、豊富な血液が必要である。それを可能にするためにも、交感神経は血管を細くするという工夫をこらしている。

理由の二は、出血防止である。戦闘になれば、傷付くこともあるだろう。傷付けば出血がある。出血が大量になれば、落命である。落命すれば、勝利はない。そこで出血を最小限にする工夫こそ、交感神経の血管を細くする作用なのである。

血管が細くなれば、傷ついても大出血はまぬがれる。こうした能力は、戦闘のためだけにあるわけではない。生きるためにも必要なのである。

「長生きしたい」と口に出せば、脳はその気になる

戦闘力が基礎となり、その上にあらゆる種類の「戦う意欲・勝利への意欲」が生まれてくる。

だから戦闘意欲の喪失は、自律神経機能の回避であり、意欲の回避となり、ついには人間としての基本条件を回避することにもなる。

加えて、戦うことを忘れた人間には、寿命カットという大きな罰が与えられる。

高齢者の口癖は、前出のごとく「長生きはもう嫌だ。早くお迎えが来て欲しい」である。この言葉には、どんな魔力が込められているのだろうか。

まず、その言葉は、人間の基本である戦闘意欲に違反している。

戦うべき人間が戦闘意欲を失えば、当然のごとく、罰がくる。高年齢者の場合には、その罰として、本当に「お迎え」がきてしまう。

「長生きはもう御免、早くお迎えがきて欲しい」の言葉の裏には、「とんでもな

い、もっと長生きするよ」の反語が欲しいという意識がある。

その反語が欲しいために、わざわざ口にしているのだ。

脳は、よく騙される器官だという。「長生きはもう御免だ、早くお迎えがきて欲しい」を連呼していると、脳もついその気になって、生きる意欲を喪失してしまう。

生きる意欲を失った脳は、生きる工夫をしなくなる。そして死ぬ。願いと全く逆の結果が出てしまうのである。

本当に長生きをしたいならば、素直に「したい」と言うべきである。

心にもない「死にたい、お迎えが欲しい」などと言うと、脳は本気にして、全機能を低下させてしまう。

長生きは人間の基本的な願望であることを、心に銘記すべきである。

そして長生きは、口から始まることも知られたい。

第２章

年齢なんて不詳でもよい

人間の寿命の限界は一二〇歳らしい

人間の寿命の限界は、何歳なのだろうか。

多くの学者のお知恵を借りると、どうやら一二〇歳らしい。成長期二〇年の六倍が寿命の定説であり、結果として一二〇歳が見えてくる。

事実、フランス女性のジャンヌ・ルイーズ・カルマンは、公式記録史上、最も長生きをした人物で、一二二年と一六四日間生きた。しかし、彼女の一二〇歳は、論外中の論外である。まことに残念だが、ほとんどの人は、一二〇歳まで生きられない。

その理由は、実に簡単である。長寿阻害因子の排除を怠ったからである。

もちろん、怠ったのには、それなりの理由がある。

第一に、悪しき習慣でも、それを改めることは、非常に難しい。とくに中高齢者を過ぎる年齢ともなると、難しさを通りこして、不可能に近くなる。

だが、その不可能な年齢こそ、長寿阻害因子排除の絶好のタイミングなのである。

新生児死亡率の高さが、平均寿命を短くした

第二の理由は、何もしなくても寿命が自然増的に延びてきたからでもある。縄文時代、弥生時代、室町時代の平均的寿命は何と一五・二歳だったという。情けないやら痛ましいやら。

この時代の平均的寿命の短さの理由は、全てが高齢によるものではない。新生児の死亡率が異常に高かったからである。

われわれの学生時代（昭和中期）でさえ、「新生児の安全度増は、三日、三週間、三カ月、三年」と教えられた。

まして二〇〇〇~三〇〇〇年前の出来事である。新生児の死亡率が非常に高かったのも、うなずける。

その一事が、平均的寿命を短くした最大の理由である。

長寿の秘密は、生活環境の向上にある

それにしても、長寿とは難しい。平均寿命が二〇歳を越えるのは、江戸時代の中期。ということは、平均寿命が一五歳から二〇歳になるまでに、最低でも一五〇〇年もかかったことになる。

その間の新生児は哀れにも、ばたばたと倒れていたに違いない。それを見守る親にも医師にも、適切な手段がなかったのである。

一方、明治維新の効果はめざましい。明治に入ると、平均寿命はかなり延びてきた。

明治一四年には平均寿命が三〇歳を超える。大正に入ると、初めて男女とも平均寿命が四〇歳を超え、昭和六二年の平均寿命は既に男子七五・六歳、女子八一・四歳になっていた。

なぜ、これほどの長命になったのか。ここに寿命を越える長寿の秘密があるかも知れない。その秘密とは、生活環境の向上である。

明治に入ると、それまでタブー視されていた肉食がかなり自由になる。また、家屋の建て方も、かつての長屋とは変わる。あれやこれやで、生活環境も大変化を遂げる。

この大変化と歩調を合わせるように、寿命も延びる。

ここでも、寿命は努力次第で変わるものと理解できるだろう。

こうしてみると、長寿の自然増も悪くない。だが、その速度はあまりにも遅い。前出のごとく、平均寿命が一歳から二〇歳になるまでに一五〇〇年もかかっている。これでは、とても現在生きているあなたには間に合わない。

その速度の遅さで、寿命の自然増は落第というところである。

七〇歳を越えたら「年齢不詳」でよい

ここに長生きに反抗する言葉がある。

「長生きして恥多し」は、まさに至言。だからと言って、長生きを中止する必要はない。恥なき長生きをすればよいのである。

では、どうしたら、恥なき長生きができるだろうか。

簡単である。老いなき老人になればよい。

老いなき老人とは、心身共に健康な老人を指す。

私は七〇歳を越えた頃から「年齢不詳」を望むようになった。その第一歩として、服装を注意するようにした。若やいだ服装。加齢を感じさせない仕草を心掛けるようになった次第である。服装や仕草が改まると、心身共に違ってくる。

まず、老いを自覚しなくなる。いや、それどころか、老いを恥じるようになった。

老化は自然現象だから、少しも恥じることはない。だが、老いを表面にさらけ出してしまえば、「長生きして恥多し」が顔を出す。

だが、老いを自覚しなくなると、その部分が隠れてしまう。

中身も変わってきた。もともと健康だったから、劇的な変化はないが、血圧値もコレステロール値も血糖値も正常値。おまけに筋肉の動きまでも滑らかさを増してきた。歩き方も、若者とあまり変わらなくなってきた。

仕事の量も、若い頃と同じようにこなせ

仕事の量も、若い頃と同じようにこなすことを「心掛けた」。必要があれば、徹夜仕事もいとわない。こうして頑張りぬいた結果、「年より若い」「以前と全く変わらない」というご褒美を得たのであろう。

だが、この事実は、私だけのラッキーさで得られたものでない。全ての中高齢者に可能なことである。

多くの調査実験で、次の事実、老化パラドックスが証明している。

「医学的、心理的な各種の調査検査をした結果、明らかに老化現象を伴う老人でも、実際の生活の中では、若い者に勝る適応力や意欲を示す」というのである。

意外と思われるかも知れない。驚かれるかも知れない。

だが老人には、十分すぎるほどの、秘めたる余力があるのである。その余力の大きさは、ヤングの力量を越えるほどのものである。まさに驚異。

余力さえ活用すれば、寿命を越える長寿も、いとも簡単に可能となる。疑うことなかれ、寿命を越える長寿も本人の努力と余力次第で実現するのである。

見かけヤングルックこそ長寿の第一歩

老化要素の最も顕著に表れるのが、姿勢であるという。

左の図をご覧いただきたい。背骨を線で現した姿勢の図である。姿勢とは年齢によって、かくも大きく変わるものである。せいぜい背骨を伸ばして、見かけヤ

背骨の加齢変化

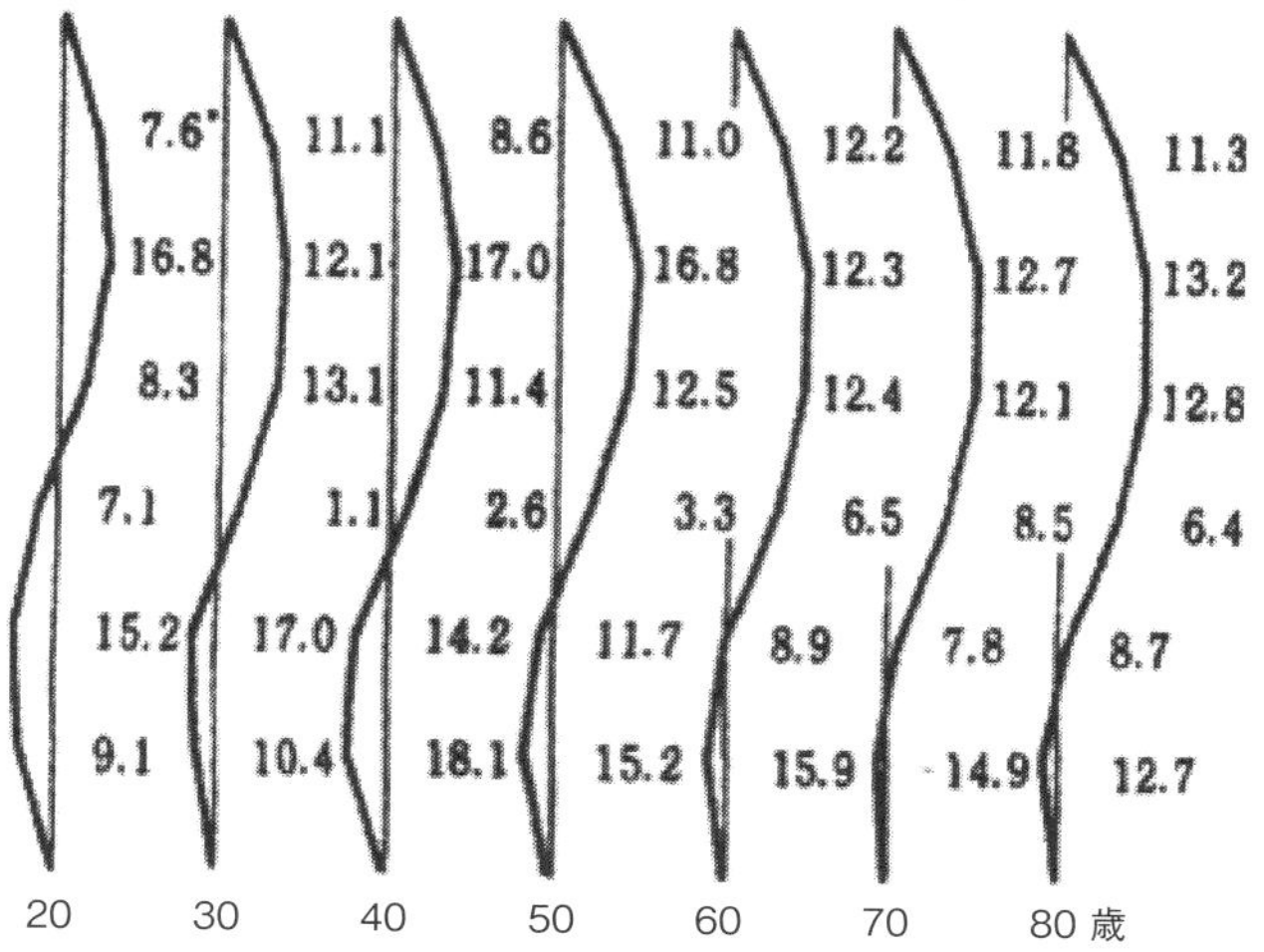

「昭和55年度日本医師会医学講座」より

ングを作るべきである。見かけヤングとは非常に重要な意味を持つ。見かけだけでもヤングルックにすると、寿命は当然のように長くなる。つまり、長生きをするのである。見かけヤングこそ、寿命を超える長寿の第一歩である。

　この点を、もっと詳しく見ていこう。

　この調査の結果、老化要素の多い人は、少ない人に比べて死亡率が高かったそうである。ということは、いかなる手段であろうと、前出の老化要素を消しさえすれば、それだけ寿命が延びることもあり得るわけである。

そんなマジックのようなことがあるのかと疑われる方もいるだろう。一言付け加えておく。年齢より若やいだ服装をすることである。

もともと皮膚は内臓の鏡である。そして、服装は第二の皮膚だという。第二の皮膚を変えるだけで、中身（内臓）も変わってくる。

東京都にある医科大学の離島調査では、年齢より若やいだ服装をした人のコレステロール値は低く、年齢より老けた服装の者はコレステロール値が高かったという報告がある。これぞ服装のマジックである。

もっと高齢者の購買力を引き出せ

高齢者は若い頃、さんざん働いてきた。今日の我が国の繁栄も、現在の高齢者の働きがあったからこそである。言うなれば、高齢者は最高の功労者たちである。

だが、高齢者は老化という大きな仕事を背負っている。そして毎日、その荷重と戦っている。まさに戦士、まさに努力家。

この最高の功労者たちに、戦士たちに、努力家たちに、社会はいかに報いてくれたのか。ゼロである。今や、高齢者受難の時代である。

電車内の高齢者優先席は若者優先席に変身し、テレビにも高齢者向けの番組はゼロに近い。その理由のほとんどは、側聞だから不確かだが、スポンサーが付かないからであり、その理由は高齢者に購買力がないからだそうな。

振り返って高齢者の購買力を見てみよう。

高齢者には、購買力が本当にないのだろうか。いやいや、ほとんどの高齢者は、大金持ちである。「オレオレ詐欺」では、たった一本の電話で数億のお金が動く。

ということは、高齢者の購買力がないのではない。

高齢者の購買力を引き出すだけの、魅力あふれる商品がないからである。

たとえば、マイカー。若者向けのスポーツ・バージョンはあっても、高齢者向けのシニア・バージョンは現れない。

若者の車離れ現象が報道されて久しいが、変わらずに若者向けの車を作り続けている。シニア向けという言葉自体が、落ち葉マークも絡むためか、何となく物悲しい。

高齢者は高級嗜好である。高級族なのである

たとえば、ウインカーの音を大きくするなり、ブレーキとアクセルの踏み間違い防止装置を考え出すなり、カーナビをもっと分かりやすくするなりの工夫がゼロである。

それにしても、最近の自動車のライトはＬＥＤなどの使用で超明るくなった。明るくなりすぎて、ライトを見ると、強い羞明（まぶしさ）に苦しむ。特に、高齢者はより強い羞明を感じ、一時的だが失明状態になる。事故につながるケースも稀ではない。

この超明るいライトに対して、羞明を減少させるフィルムを考えつかないのだ

ろうか。

羞明減少フィルムをフロントグラスにペタリ。たったこれだけで、高齢者たちは先を争って、マイカー購入に奔走するだろう。

自動車そのものを改良・改善するのは、決して悪くない。だが、その周辺の工夫をすることも善である。いや、見落としてならない、よりよい善である。

車社会では、若者と中高齢者しかいない。そして若者が車から離れれば、残る者とはだれだ。高齢者ではないか。それでも高齢者には目もくれない。シニア・バージョンを作ろうともしない。

安全かつ高級で、簡単かつ小型の高級車があったら、シニアは目を輝かせるはずである。自動車メーカーに少しでも敬老の精神があるならば、せいぜいシニア・バージョンを増やして、その心根を明らかにしてもらいたい。

また高齢者は、高級嗜好である。若者向きのお手軽商品では満足しない、高級族なのである。いくら商品を揃えても、若者向けばかりでは、高齢者の財布の口はゆるまない。肝心の購買力は低下しっぱなし。

そして、お目当てのお金は「オレオレ詐欺」に流れていく。

経済界のお偉方は、自分の老化度を忘れたのか、若者向けばかり作らせているのだ。高齢者を軽視する者は、後世に必ず泣く。メーカーよ、目覚めよ。

長生きの絶対的条件は、心地よい生活

長生きするための絶対的条件には、心地よい生活がある。食料が豊かならば、心地よくなる。寒さ暑さをしのぐ居住があれば、さらに心地よくなる。

この心地よさの中には、経済性もある。衣服の変化もある。心地よさを求める心が、豊かな衣服を作り上げてきたのである。

衣服の始まりは、確かに寒さ暑さへの対策であった。だが、威嚇も含まれていたことは見逃せない。

原始の頃の狩りは、投擲器具があったにせよ、獲物に近付くことが成功への最良の手段であった。近付くために、同じ獣の皮をかぶり、相手を安心させる。安

心させれば、近づくことが確実に容易になる。こうして毛皮コートの第一歩が始まる。

さらに、こんなケースもあったであろう。毛皮を羽織ると、同じ原始人が驚き恐れた。毛皮が強い野獣であるほど、あれほど強い野獣を倒したヤツとして、驚きと恐れは高まる。ついには敬う心も生じる。つまり威嚇である。

その最たる証拠は、毛皮を表に出して着ている。単純な寒さ対策ならば、毛皮の毛を内側にしたほうが暖かいはずである。

身を飾る心の余裕が長寿につながる

最近の北大の調査では、毛が内側でなくても十分に暖かいという報告もあるが、原始の頃の皮なめし能力を考えれば、毛は当然のように内側になる。

しかし毛が外側であると、威嚇には十分すぎるほどの威力がある。威嚇十分になるとリーダーになれて、食料をたくさん食べられる。

リーダーは心地よい生活ができるから、長生きができる。

だが、威嚇ファッションも、時間の経過とともに、優美ファッションに変化していく。何時の世にも、「美しくなりたい」は、年齢、性別不問の問題である。だから人々はこぞって、身を飾る。

身を飾る余裕こそ、生活の余裕であり、長寿につながる。

だが、服装による長寿は生活の余裕ばかりとは限らない。心の余裕も産み出す。処罰・刑罰で情緒のカケラも失ったフランス革命の真最中に、ある少女が首にハンカチを巻き付けた。ちょっとしたおしゃれ心が、革命ファッションにつながった。この革命ファッションが、情緒を全く失った当時の人々に大人気となり、そして現在のスカーフの原点とされている。

もちろん、ハンカチやスカーフだけでは、フランス革命は治まらない。だが、心の潤い、癒しとなって、健康に協力したことは事実である。

当然のことだが、老化要素を消せれば満点。だが隠すだけでも、かなりの効果が期待できることもお分かりになったであろう。

第3章

何ごとも実行と継続

実行と継続なき予防法は効果ゼロ

さて、これから寿命を越える長生きの実践である。

覚えておいていただきたい。実行と継続のない予防医学は、絶対に成立しないという事実である。

これは、私の予防医学の信念であり、真理でもある。残念だが現在の我が国は「実行と継続なき予防法は効果ゼロ」の真っただ中にいる。

市町村役場の健康管理担当者が主催する講演会で、その担当者やわれわれ講演者が、講演会参加者に質問する。

「この前、お話した予防法は、しっかりやっていますか？　続けていますか？」とか、「規則正しい、三度の食事と熟睡を守っていますか」などと問いかける。

聴講者から「は〜い、やっています」という元気な返事が返ってくる。

ところが、それを実行し継続しているのは、一部の「必ず組」だけなのだ。世の中には、方法がどんなに困難であっても、必ず実行と継続を可能とする人たちがいるものだ。

こうした「必ず組」はほんの一握りの存在で、町単位、市単位からみれば、ほとんどゼロに近い。その人たちが「やっています。続けています」と元気に答えてくれる瞬間、市町村役場の健康管理担当者も講演者も「やれやれ一安心。しっかりと予防をやっておるわい」と思い込んで、満足の笑みを浮かべる。

脳トレ本も買っただけでは利口になれない

とんでもない。誤解である。間違いである。確かに講演参加の皆さんは、こちらの話を喜ぶし、納得もしてくれる。だが会場を一歩外に出ると、いささかの喜びと納得は残るかもしれないが、実行と継続は霧散する。

方法や理論がいかに優れた予防法でも、演者の話し方がいかに上手でも、それらは枝葉であって幹ではない。実行と継続こそ幹であり主役なのである。実行と継続がない指導・講演なんぞは、空念仏にすぎない。

今までの予防法で効果が上がらなかった理由のその一は、理論が優れていても、実行と継続への配慮を思いつかなかった点にある。

日本人は教育水準が非常に高い。そのためか健康情報も知識としては知りたがる。そして知識を知り得ただけで満足してしまう。

だが、知識だけでは、予防に全く役立たない。知識だけで予防が可能であるならば、医師は死なないはずである。だが、そんなことは有り得ない。

予防には、何がなんでも実行と継続。実行と継続のない予防法は、画に描いた餅、いや、画餅以下である。百害あって一利なしと、私ははっきりと断言したい。

なぜ、そこまで言い切れるのか。

四〇年を超える講演活動で愕然とした事実

ご記憶の人もいるだろうが、日テレ系列での『おもいッきりテレビ』という番組。一九八七年から二〇〇七年まで続いた長寿番組であった。

私が番組に呼ばれたのは、ごく初期の頃である。司会者は、「走れコウタロー」の山本厚太郎さん。アシスタントは美人で有名な「かよちゃん」こと高橋佳代子さん。みのもんたさんの出番はもっとずっと後だった。そして鬼才と呼ばれている伊藤賢剛ディレクターと組んで、『おもいッきりテレビ』の健康部門を立ち上げた次第である。

言ってみれば、私は『おもいッきりテレビ』記憶部門の生みの父である。

クイズ&トークの形式で始まった『おもいッきりテレビ』の反響はものすごかった。従って、講演依頼も猛烈に増加した。一年の2/3を旅の空で過ごすことも希ではなかったほどである。沖縄と九州の一部（番組の放映がなかったので）を除いた全国を、講演ツアーで四〜五回は回った計算になる。

『おもいッきりテレビ』以前からを加算すれば、私の講演活動はラクに四〇年を超える。そして、現在も講演活動は続いている。

二〇年ばかり前のある日、私は、講演の後での実行と継続が全くないという実態を、初めて知った。まことに残念。予防医学を専門とする医師は多い。だが、実行と継続が全くないという実態や裏の裏を知る医師は非常に少ない。

講演に参加される皆さんは知識を知りたがるが、その知識を生かす実行と継続が大嫌いなのである。講演会や指導会では、聞いても頂けるし納得もしてくださる。だが、肝心の、講演や指導の後に続くべき実行と継続がないのである。

意識を加えれば工夫が生まれる

本書が取り上げている寿命を越える長寿も、それを可能とする基本こそ、予防である。予防法さえしっかりと守ってくだされば、一二〇歳代の健康長寿も夢でなくなる。

予防法の実行と継続は、寿命を越える長寿を必ず成功させる。これは予防法を必要とする全ての疾患にも有効である。

今までの予防法で効果が上がらなかった理由は、予防開始のタイミングにも問題がある。健康長寿のための予防法は、老いがはっきりと目立ち出す六〇歳前後あたりから始められる人が多い。だが、六〇歳前後では、決定的に遅すぎる。六〇歳前後から始めたのでは、いくら血の出るような努力を重ねても、わずかな効果しか得られない。ときには、効果ゼロのこともある。

では、なぜ六〇歳前後では遅すぎるのだろうか。

理由は簡単。六〇歳といえば、すでに老化の仲間入りの年齢である。老化時期に入ってから、改めて老化防止を叫んでも、いかにも遅すぎる。

この時期に叫ぶべきことは、老化防止でなくて、老化阻止である。

実行と継続は老化防止に強力に働くが、残念ながら老化阻止には少々力不足である。これでは、話にならない。では、どうするか。

我ら講演者としては、「力不足です。仕方ありませんね」では済まされない。何としても実行と継続の効果を発揮せねばならない。そのためには、中年齢からの開始が絶好のタイミングなのである。

だからといって、六〇歳以上の高年齢者が諦めては困る。実行と継続の実力は絶大である。「少々力不足」の少々の部分には目をつむるとしても、実行と継続があれば、必ず実を結ぶ。

事実をお目に掛けよう。

私の診療室では、専門の指導者を呼んで、ごくごく簡単な健康体操を、一週一回一時間余り行っている。長い高年齢者では三〇年間を越えるだろうか。

「ごくごく簡単な健康体操」でも、実行と継続のあるか否かで、老化度が想像以上に大きく、変わってきたことを知ったのである。

長年の実行と継続者は、九〇歳を超える超高年齢者でも超元気。カゼ一つひかない。高血圧や高脂血症もごく軽いお薬で事足りる。

つまり年齢不問で、予防にとっても、治療においても、実行と継続がきわめて重要な存在なのである。

そこで、私は健康作りにこんな工夫を考え出したのである。

毎日の生活行動にプラスαして、健康効果をあげようと考えた。

改まって〇〇運動を朝〇〇回、昼〇〇回、夜〇〇回と指示すれば、たちまち拒否が現れる。だが、毎日の生活行動だから、少々のプラスαがあって変わるとしても、必ず行われるはずだ。

毎日の生活行動がなくなれば、生活そのものが成り立たない。成り立たなければ、餓死か廃用症候群しか残らない。つまり生きているかぎり、生活行動は存在するのである。

毎日の生活行動、即ち実行と継続である。本書でも決して特別な運動法や健康法を指示しない。しても駄目なことは火を見るより明らかなのだから。

たいていの人は朝起きたとき、大きく伸びをする。この大きな伸びは、体中の筋肉を覚醒する役目を持っている。同時に、筋肉の柔軟性を取り戻す役目もある。

朝の伸びをするとき、もう少し大きく伸びればよいという意識を持つだけで、健康効果はより上がる。最近の研究では、貧乏揺すりでさえも、股関節の軟骨強化にきわめて有効と報告している。

一事が万事で、意識を加えれば、工夫が生まれる。意識と工夫が同時進行すれば、寿命を越える長寿も夢でなくなる。

小さな運動もある量に達すれば、運動効果が生じる

寿命を越える長寿の予防法は、中年から始めることがベストである。スウェーデンのウプサラ大学からは、こんな報告も届いている。

地域集団ベースのコホート研究の結果で、次のことが判明したという。

「中年期に身体活動度を高めた人は、若い頃から身体活動を始めた人と同じレベルまでに、死亡リスクが低下する」

予防健康法は積み重ね効果である。寿命を越える長寿も予防医学であり、積み重ねの結果である。となると、長く続けているほうが有利と思いたくなる。

だが、若い頃からの運動には、健康作り意識が欠けるため、継続がない。だからこそ、中年諸氏よ、諦めてはいけない。中年からでも決して遅くない。遅くないどころか、予防健康法の実行と継続があれば、若い頃から続けている人と変わらない効果を発揮するという。

むしろ、中年こそ健康意識が強まるだけに、小さな運動にも熱がこもり、大きな運動効果を発揮する。つまり、今こそ予防法開始の絶好の時期だと言える。

運動嫌いな人にとって、いかなる理由があろうとも、運動の継続は最大級の嫌なことである。中年になったから、嫌な運動でもこなすべしと言っているのではない。運動でない運動をすればよろしい。運動でない運動とは、何だ。

ずばり、毎日の生活行動である。かつての運動生理学では、「二〇分以上、同じ運動を続けないと、脂肪の燃焼はない」とされていた。

現在では、この考え方も大きく変わった。「小さな運動もある量に達すれば、運動効果が生じる」となっている。

老化も小さい芽の時期につぶすなら小さな努力で足りる

いかなる疾患・病状にも始まりがある。いわゆる「芽」である。老化にも芽がある。その芽は小さい。小さい芽だから見逃しやすい。

しかし、小さな芽の時期につぶすならば、小さな努力で事足りる。老化が大きく成長してしまえば、どんな人でも避けられない運命と化す。

つまり、アラフォーの世代こそ、老化の芽退治の絶好のタイミングなのである。もともと予防は、小さな力の積み重ねで大きな効果を発揮する。なぜ予防には、小さな力だけで事足りるのか。なぜ、もっと大きな力で参加させないのか。

理由は、予防の相手（ここでは四〇歳代の老化の芽）が小型だからである。疾患の芽が大きく育って、本物の疾患となれば、とても予防のような小さな力では及ばない。当然のように、投薬、注射、入院、さらには施設送りといった、専門的で大きな力が必要になる。

四〇歳代の老化の芽は、まだまだ小型である。小型の相手に大きなマサカリを振回しても、効果はかえって薄くなる。小さな相手に対抗するには、予防という小さな力の積み重ね。これぞ、予防の真骨頂なのである。

第4章

立つ、歩く、握る、話す、噛む、を鍛え直せ

ヒト族は五つの力を最大限に活用して猿人から離脱した

運動は、寿命を越える長寿のために絶対に必要である。

その理由は、二つある。

その一は、再々言っているが、人間は動物だからである。動物とは動く物である。動く物が動かなくなれば、被害が生じて当然である。その最大の被害が、寿命を越える長寿というチャンスを失うことである。

その二は、寿命を越える長寿の意味を知れば理解できる。われわれ人間は進化を続けてきた。続けてきたお陰で寿命を越える長寿も可能となった。逆に進化を中止したらどうなったであろうか。現在のような文明文化は有り得なかったであろうし、きわめて超短命に終わっていたはずである。

すると、寿命を越える長寿のカギも、進化の過程に存在することが分かる。

振り返って、ヒトの進化の過程と五つの運動能力を合わせて、探ってみよう。猿人からヒトへの進化は「立つ、歩く、握る、話す、噛む」から始まった。ここに奇妙な事柄が存在する。猿人からの進化の過程で得たものこそ、老化によって失う「立つ、歩く、握る、話す、噛む」の五つの力と同じであり、両者はぴたりと一致する。

偶然の一致といった簡単なことではない。われわれヒト族は、この五つの力を最大限に活用したからこそ、猿人から離脱し得たし、同時に長寿への道を選べたのである。

老化で失われる五つの力をとり戻す

前記の五つの力こそ、サルからヒトへの進化を可能とした重要な通過武器である。

また、これらはとりもなおさず寿命を越える長寿を可能とする大きな力であることも分かるはずである。

力の根源は、筋肉である。筋力の年齢差を見ると、下半身の筋肉は上半身の筋肉より衰えやすい。

a　三〇歳から六五歳の期間での上腕筋力の弱化
男性では、三〇歳時の筋力が七八％に減少
女性では、三〇歳時の筋力が八五％に減少

b　三〇歳から六五歳の期間での下肢筋力の弱化
男性では、三〇歳時の筋力が六五％に減少
女性では、三〇歳時の筋力が六九％に減少

これでは、五つの力が失われるのも当然かも知れない。しかし、五つの力が老化で失われるならば、その力の劣化を防止することで、老化そのものも防止するはずである。では、それを実現する方法を考えてみよう。

老化は避けがたい現象だと、誰でも思い込んでいる。

ところが、これが大きな落とし穴である。お気づきかも知れないが、老化は万人平等に進まない。生理年齢より老けている人もいれば、逆に若い人もいる。

これは個人差であるが、これこそ最大の狙い目なのである。老化しやすい人と老化しにくい人を比べて、その差を調べれば、何かの方法を見つけられるはずである。

個人差の目で見たとき、一番目につきやすいのが「失われる力・五つ」である。前出の東京都健康長寿医療センター研究所の新開省二医学博士は、著書『５０歳を過ぎたら粗食はやめなさい！』で、老化によって失われる力を四つ上げておられる。

立つ力、歩く力、握る力、噛む力の四つである。

さらに、私は四〇年間にわたる健康指導で得た経験を元にして、その他に、一つを加えさせて頂いた。

私が加えた力とは、話す力である。

これで、立つ力、歩く力、握る力、話す力、噛む力の五つが勢揃い。

この五つの力が、いかなる形で老化防止にかかわるのか、ご説明していこう。

①立つ力を鍛える

立つことで情報が増加し伝達速度が速まった

われわれヒト族の進化の過程は、二本の足で直立（立つこと）することから始まった。立つことの最大の利点は、情報が増加する点である。

目の位置が高くなれば、それだけ視野が広がり、情報は自動的にたくさん入ってくる。脳は情報によって鍛えられ成長する器官である。

成長のエサである情報が自動的にたくさん入ってくれば、脳も自動的に大いに成長する。そして動物界の王者に座れたわけである。

また、立つことによって、情報伝達の速度が速まったことは見逃せない。われわれの情報の伝達方式は、神経回路を通る方式と液体によって運ばれる方式の二つがある。

神経回路系は電流のような働き具合だから、強力である。

他方、液体系の情報伝達方式も重要である。

体内の主たる液体といえば、血液である。血液も重力に従って流れる。その血液の中には情報伝達物質であるホルモンもふくまれる。

直立姿勢の場合、血液の流れは下行性と上行性に分かれることになる。

言うまでもないが、指令は脳から発する。その指令は下向性の血液の流れに乗って、目的の部位にいち早く運ばれる。

この時、直立姿勢でなかったら、血液の流れは水平方向となり、情報の伝達速度は遅くなって指令の到達は遅れるだろう。

神経回路による情報伝達方式は、体位にかかわらず同じ速さで、情報や指令がいち早く、かつ確実に到達する。血流による情報伝達方式には、重力や体位が影響する。神経回路による情報伝達方式に、血流によるそれが加われば、効果はさらに上がる。こうして両者が互いの欠点を補い合いながら、良い結果を生むことになる。

幸いなことに人間の脳は、立つことによって助けられ、他の動物の脳を大きく引き離して、大量の情報や指令を上手にこなす能力を備えたのであろう。

立つ・座るはまさに毎日のウエイトリフティング

これほどに、立つこととは重要な意味がある。それもそのはず、心身の力の全てが立つことに参加しているのである。

立つことによって、視界が広がったなどの説は当たり前すぎる。

立つことを筋肉的に考えたい。立つことにはきわめて多数の筋肉が参加している。

いや、全身の筋肉が参加しているのである。なぜ、立つことだけに全身の筋力が参加するのか。重力と戦うためである。

地球にかかる重力に対して、立つ姿勢を保持するためには、大変な力が必要となる。重力と戦う筋肉が、抗重力筋とも呼ばれるほどだ。

抗重力筋は、下腿、大腿、腹部、胸部、頸部の各部の前後に張り巡らされ、躯体・四肢を前後からサンドウィッチ状に挟み込み、伸び縮みをしながら全身的なバランスを取っている。

立って座る、座って立つ。たったこれだけで、ほぼ全身の筋肉には体重量の荷重がかかるのである。まさに毎日のウエイトリフティングではないか。

直立姿勢を保てるのは体を揺らしながら重心を調整しているから

立ったままでいる、座ったままでいるという、ある意味での不動の体形を取ると、抗重力筋に血行不良が生じて、大いなる疲労が生まれてしまう。

だが、そこは造化の神さまのすばらしさである。抗重力筋が正しい状態にあると、抗重力筋が互いに連絡を取り合いながら、筋肉疲労を最小限に抑えてしまう。

あまつさえ、抗重力筋の正しい状態を邪魔するような、体の癖・ゆがみまでも修正してくれる。中高齢者が立つとすぐ、ふらふらすると訴える。

その理由が、長い間分からなかった。ところが、大阪大学のチームがその理由を解く鍵の研究をしていたのである。

大阪大学の野村泰伸教授らは、ヒトが直立姿勢を保っていられるのは、「体をわずかに揺らしながら、適切なタイミングで重心を調整しているからだ」とする研究結果を、米科学誌に発表した。

確かにヒトは直立姿勢を保つ場合でも、わずかであるが常に揺れ動いている。私は特殊な装置を使って、その揺れを測定して、脳の異常を推定する研究をしたことがある。

では、なぜ揺れるのだろうか。理由は、抗重力筋の疲労を最小限に抑えるためである。

体が揺れるのを筋肉的に見ると、抗重力筋の一部がより緊張した状態であり、他の部分には弛緩現象が生じている状態である。分かりやすく言えば、一方が突っ張り、他方が緩むことになる。

さらに詳しく見れば、突っ張った部分の筋肉と緩む部分の筋肉との間では、しごき運動が加わり、乳しぼり同様の効果で、血行が良好となる。

つまり、筋肉が動くことによって、血行を促進しているのである。

こうした突っ張りと緩みを交互に繰り返すことによって、抗重力筋の血行は回復して、疲労も最小限に抑えられる。そして立ち続けられる。

ヒトがロボットのように、少しも揺れずに直立姿勢を保つならば、その疲労度は絶大なものになる。そして立つことを止めてしまう。

立つことを止めたら、どうなるか。言わずとしてサル社会への逆戻り。しかも老化という化け物を背負っての逆戻りだから、サルの惑星どころの騒ぎでなくなる。

体が揺れれば筋肉が動いて血行が良好になる

私が軍国少年であった頃、中学校教育には、将来の国軍の中核を育てる意味での「軍事教練」という科目があった。

その軍事教練で、「気をつけ」の姿勢（直立姿勢）を三〇分くらい続けたことがある。育ち盛りの少年であっても、気をつけの三〇分後にはへたり込んだことを記憶している。

気をつけの姿勢とは、正式には「不動の姿勢」という。不動とは動かぬことで、不動の姿勢を維持している間は、筋肉が全て不動となる。すると、筋肉の血行は最低となり、疲労物質がたまる。だから、へたり込んだのである。

逆に、人気歌手の野外コンサートでは、観客のほとんどが立ったままで、数時間を過ごす。でも倒れないし、へたり込みもしない。

その理由は、観客の全てが音楽に合わせて、体を揺らして、踊っているからである。

体が揺れれば筋肉が動く。だから、筋肉内の血行は良好となり、疲労感も少なくなる。疲労が少なくなれば、数時間だって立ち続けられる。

前出の野村泰伸教授らは、この揺れが直立姿勢を維持するための、必要不可欠のものだとして、調べたのである。

野村泰伸教授らは、重心がある程度ずれた時点で、ふくらはぎ（腓腹筋）と呼ばれている下肢の筋肉に、脳から運動指令が送られ、体を揺らして平衡を保っていることも突き止めた。

立つことは間違いなく全身運動である

「老化は足からくる」という。その「足からくる」の「足」とは、ふくらはぎ（腓腹筋）を指している。

名古屋大学による老若の腓腹筋温度の調査では、若者ほど腓腹筋の温度が高く、高齢者になるほど腓腹筋の温度が低くなるとも報告している。

筋肉の温度が下がれば、その部分の血行は不良となり、運動性能は低下すると同時に、疲労を覚える。

中高齢者では、一般的にふくらはぎの温度が低下して、脚が疲労しやすい状態になっている。だから、長歩きも立ち続けることも苦手になる。

立つこと歩くことの二大行為が苦手になれば、やはりサル社会への逆戻りで、寿命を越える長寿は難しくなる。

こうして見ると、立つことは、間違いなく全身運動なのである。

それにしても老化とは恐ろしい。老いるだけで、筋力を奪い去る。筋肉力が衰えれば、関節の動きが鈍くなる。すると、筋肉の衰えに拍車がかかる。

かくして、筋肉と関節が共に衰え、恐るべき運動器不安定症が到来する。

ふらつき・ヨタヨタを改善しよう

特に高齢者になると、立つにせよ歩くにせよ、妙にふらつき、ヨタヨタ歩きが多くなる。なぜだろう。理由は、高齢者のほとんどが、高齢による「運動器不安定症」、別名「ロコモティブ症候群」に犯されるからである。

運動器不安定症とは、日本整形外科学会によって、次のように定義されている。

「高齢により、バランス能力及び移動能力や歩行能力が低下し、その結果、閉じこもり・転倒のリスクが高まった状態」だという。

運動器不安定症であろうと、ロコモティブ症候群であろうと、ふらつきやヨタヨタが増えれば、寿命を越える長寿なんぞはとても望めない。あなたが本当に寿命を越える長寿を望むなら、後述する方法でふらつき・ヨタヨタを改善すべきである。

残念だが現在では、先人が多くの苦労をして獲得した「立つということ」を忘れているケースが非常に多い。

周囲を見ていただきたい。老いも若きも立ち姿勢が下手である。そして、すぐに座りたがる。

優先席であろうとなかろうと座り込む。サルからの独立宣言や離縁状、三行半、さらには人間としての証（あかし）は、どこに行ってしまったのだろうか。

しっかりと立てなくなれば、それだけ老化した証拠でもある。

論より証拠。本書をちょっと脇に置いて、立ち上がっていただきたい。スムースに立てれば合格。少々でもふらついたり、何かに支えを求めるようならば、老化は進みたりの証拠である。

座っている時間が長いほど寿命が短くなる

次に、立つこととは逆の、座ることを見てみることにしよう。

座ることと寿命との関係である。

二〇一〇年に「座っている時間が長いほど、寿命が短くなる」という興味ある新研究の結果が、米国医学雑誌「American Journal of Epidemiology アメリカン・ジャーナル・オブ・エピデミオロジィ（疫学）」に掲載された。

運動の健康に対する重要性は、以前から十分過ぎるほど立証されている。だが、逆の座ることへの健康に対する影響に関する研究は非常に少ない。

座ることと総死亡率について検討した研究は、これまでにほとんどなかった。少ない研究の中心となるのは、座り時間と肥満、二型糖尿病、心疾患リスク、小児の不健康な食生活などとの関係である。

今回の研究では、被験者の数も多いし、その追跡期間も長い。

内容は、米国ガン協会のガン予防研究に参加した人たちで、特に病歴のない成人一二万三、二一六人（男性五万三、四四〇人、女性六万九、七七六人）への質問表と、その回答を分析したものである。期間は一九九三〜二〇〇六年の一四年間の長きにわたって追跡調査されている。

こうして得られた結果は、次の通りである。

一日六時間を座って過ごす人は、座る時間が三時間未満の人に比べて、死亡リスクが女性で三七％、男性で一七％も高かったという。一日の中で、わずかでも運動をすれば、座っていることによる死亡リスクは軽減される傾向がみられた。

だが、こうした運動を考慮に入れても、座ることの死亡リスクへの影響は、やはりはっきりと高いという。

一方、長時間座ったままで、運動もせず体も動かさない人は、さらに死亡リスクが高く、女性では九四％、男性では四八％であった。

研究のリーダーである米国ガン協会のアルパ・パテル博士は、

「座っている時間が長いほど、エネルギーの総消費量が少なく、体重増加や肥満になりやすいため」と述べ、加えて「単なる体重増加以外にも、生物学的因子が存在する可能性がある」とも話している。

同氏はまた、「不活動性生理学的に考えると、筋肉、特に脚の筋肉を動かさないと、さまざまなホルモンの分泌が変化し、中性脂肪、コレステロールなど、心疾患やその他の疾患に悪影響があると考えられる」と説明している。

そして明らかになってきたのは、日本人の座り時間である。世界で最も座る時間が長い国は日本である。

早稲田大学スポーツ科学学術院・岡浩一朗教授によると、日本人成人の一日平均の総座位時間は八～九時間程度である。世界二〇カ国の成人との比較でも、日本人の座位時間が最長だという。

調査と研究が進むにつれて、座りすぎは肥満や糖尿病に限らず、高血圧症や心筋梗塞、脳梗塞、ガンなどの病気も誘発し、死亡リスクを上げることが明らかになった。

「動物は動く物、人間も動物であり動く物」という私の説が、認められたようである。

揺れる電車で立ち続けるのが効果的な運動法

このあたりに、一日一万歩説の有効性がかいま見られる。

私もメタボ者と非メタボ者の座り時間を比較してみたことがある。すると、メタボ者の座り時間は、非メタボ者の一・五〜二倍にも長かったとの結果を得ている。

またメタボ者に、三カ月ばかり立つ時間を長くしてもみた。すると問題の腹囲が平均して四センチほど減少したという好結果も得た。

しかし残念ながら、対象者の数が少なかったので、正式の報告とはならなかった。とは言え、その傾向だけは認めることができたと理解している。

つまり、全身の筋肉系が参加するため、立つことだけでも大きな運動であり、痩せられるのである。ダイエットに苦しむ人には、もってこいの方法ではないか。

私は日頃から「立ち姿勢は次の行動の準備体形」という説を提唱している。「立っている者は親でも使え」という言葉からも、立ち姿勢が次の行動の準備体形であることが分かる。

立つことは最も簡単な運動法だが、その内容は実に濃い。揺れる電車の中で立ち続ければ、簡単で効果的な運動法とも言える。太めの人や体力の衰えを感じる中高齢者は、ぜひとも「立つこと運動」に挑戦して頂きたい。

②歩く力を鍛える

お尻の筋肉が歩行の安定と長歩きを可能にした

サルからの離脱を志したヒト族は、二本の足で歩けるようになった。そして、王者への道が開けたわけである。

当時のヒト族は、きわめて弱い動物であった。食らいついてトドメを刺す牙もない。厚い皮を切り裂く爪もない。疾風のような逃げ足もない。

当時の狩猟は、何しろ追いかけて相手の疲れるのを待つ方式である。この追いかけ狩猟法は、現在でもアフリカやオーストラリヤの奥地では行われているという。

獲物を見つけたら、木の棒か石で傷を付ける。傷つけられた獲物は逃げる。逃げる獲物を追いかける。それも二四時間単位で追いかけるのである。

まさに足の勝負である。ここでも造化の神さまは、人間に大いなる味方をくださった。長歩きのために、人間の足の付け根にお尻を作ってくれたのである。お尻は今や性的イメージの対象ではあるが、その真の起源は長歩きのためだという。また立つためにも、少なからぬ影響を与えている。安定の問題である。

高年齢者は、定番のごとくにお尻の筋肉が衰える。すると、これまた定番のごとくに、立つことも歩くことも不安定になる。ふらふらが増加するし、長歩きどころか、短距離歩行も苦手になる。

つまり、お尻という塊は、子宮を守るばかりでなく、安定をもたらし、その結果、長歩きも可能としたのであろう。

お尻の存在を軽視するなかれ。アフリカに誕生したヒト族は、わずか六〇〇〇人という少数でアフリカを旅立ち、全世界に広がった。そして今日の繁栄を得ている。

その挙行を可能にしたのもお尻である。お尻という名の長歩きの「器具」のおかげといえるだろう。

また、極寒のシベリヤからベーリング海を越えて、極寒のアラスカに渡り、さらに南米まで到達できたのも、単なる黄色人特有の適応性の力ばかりでない。これまたお尻の存在が大きくものを言う。

いずれにしても、立つ、歩くには、お尻の存在が見逃せない。

「血圧が高めですよ」を合図に、歩く速度を速めよう

立ち姿勢は次の行動の準備体形である。次の行動といえば、移動のために歩くのが最も多いであろう。直立して歩くこともサルへの離縁状である。

では、歩くことの健康効果を考えてみたい。

高齢者の多くには、生活習慣病としての高血圧症が存在する。その高血圧症が歩くことで、かなり改善されるという報告が、米国老年医学会誌に掲載されている。

高血圧症とは生活習慣病の一つであり、寿命を越える長寿の最大の邪魔もので

ある。

米国老年医学会誌「Journal of the American Geriatric Society　ジャーナル・オブ・アメリカン・ジェリアトリック・ソサイエティ」に掲載された研究は、米国立心肺血液研究所より援助を受けて実施された。

高齢者になると、高血圧によって歩行速度が急激に低下することが、今回の新研究で示された。

「歩行速度の大幅な低下は、高齢者の自立性の維持に影響を及ぼすほか、健康障害の可能性を示すものである。さらに認知症や身体障害の発症を予測することにもなる」と、研究グループは述べている。

今回の研究では、高齢者六四三人の歩行速度を一四年間追跡。被験者は研究開始時七六歳で、三五〇人は高血圧でなく、二九三人は診断未確定の高血圧がみられるか、降圧薬を服用していた。被験者を以下の三つのグループに分けた。
①高血圧でない群
②高血圧と診断されたが、血圧はしっかりとコントロールできている群。

③高血圧と診断されたが、血圧コントロールができていない群。

試験開始時、被験者の平均歩行速度は三・五km／時であった。追跡期間中、高血圧の②群の歩行速度は、非高血圧群に比べ、〇・三二km／時の低下幅であり、約一〇％の低下がみられた。

分かりやすく言えば、高齢者で高血圧の人は歩く速度が遅くなるということである。

そうと分かれば、躊躇することはない。

「血圧が高めですよ」を合図に、歩く速度を速めよう。

楽しみながらのウォーキングが脳を活性化する

同じように、群馬県高崎市は群馬大との認知症予防の共同研究成果を発表した。

その内容は、楽しみながらのウォーキングが脳を活性化するというものである。

立つためにも歩くためにも、全身の筋肉が参加する。その筋肉のなかには、筋紡錘という知覚神経の末端が備え付けられている。歩く度に、筋紡錘が刺激されて、その刺激の強さを脳へとフィードバックするのだが、覚醒刺激または緊張性刺激として送り戻される。

歩く度に、立つ度に「脳よ、目覚めよ、緊張せよ」との号令を送り込まれるようなもので、ここまでされては、かなりの寝ボケ脳でも、目覚めないわけにいかないだろう。

寿命を越える長寿のために歩く場合、注意点がある。可能な限り大股で歩行することが奨励されている。

大股歩行とは歩く速度が速くなることである。歩行速度が速くなれば、それだけ脳への刺激も大きくなり、刺激回数も増えるし、賢脳効果が向上する。それが繰り返されると高血圧も改善される。

だが、ヨロヨロ歩きに慣れた中高齢者では、大股歩行が意外と難しい。

大股歩行のコツは足の親指に力を入れて歩けばよいのだが、歩く度に足の親指に力を入れるのでは、すぐに飽きて実行と継続がなくなってしまう。

そこで考えられる方法がいくつかある。

「イチニ、イチニ」と号令をかけ、速く歩く

その一は「イチニ、イチニ」と号令をかけることである。

人間はリズムの動物であり、リズムに酔う性質がある。「イチニ、イチニ」の号令が一種のリズムとなって、「イチニ、イチニ」のリズム速度に合わせて、足が自然に動いてしまう。ある講演会場で、号令と足踏みの実演をしたことがある。

壇上に上がったのは平均年齢八〇歳の女性群。「イチニ、イチニ」の号令は、会場の皆さんの拍手で代用した。

女性軍が足踏みを始めて、一五秒くらい経ったところで、拍手の速度を速めていく。すると、女性軍の足踏み速度も速くなる。

拍手の速度を緩めると、女性軍の足踏み速度も遅くなる。

人間がリズムに酔う性質を上手に使った、歩く健康法の一例である。

だが、筋肉の衰えは如何ともしがたい。健康人であっても、使わないと筋肉の萎縮、関節の拘縮は意外と速く進行する。安静による筋力低下は、一週目で二〇%、二週目で四〇%、三週目で六〇%にも及ぶ。

また、低下した筋力を回復させるには、予想以上に長くかかる。一日間の安静によって生じた体力低下を回復させるためには一週間かかり、一週間の安静により生じた体力低下を回復するには一カ月かかると言われている。

速度の遅い歩行はカロリー燃焼と膝障害を回避する

筋肉が衰え関節も老化して、どうしても速く歩けない中高齢者や肥満の度が過ぎて速く歩けない中高齢者もいるだろう。

だが、こうした歩行速度の遅い人にも救いがある。

もともと肥満の人の歩き方は、脚や腰を痛めやすい。

歩行中、足を着地するとき、足首、膝や腰にかかる力は、体重の数倍の力が加わると言われている。もちろん、歩き方や歩く速度によっても異なる。

体重六〇キロの人ならば、一キロ歩くと片方の足が約六五〇回も着地する。すると計算上では驚くなかれ、約四・七トンもの力が加わることになる。

一キロ歩くごとに、約四・七トンもの力が加わる。長時間の歩行が脚に重い負担となるかが分かるだろう。

また、体重が重ければ、着地時に下肢に加わる力はさらに大きくなる。筋肉に比べて皮下脂肪の割合が多い肥満者の場合には、障害の発生が多くなるとも推定される。

では、上りと下りでは、いかがであろうか。

上りと下りでは、痛めやすい部位が違う。

上り坂などでは体をやや前傾して進むため、下腿三頭筋やアキレス腱、足底筋膜などに負担がかかりやすくなる。

逆に下り坂での歩行は、膝にかかる衝撃が大きく、膝の障害が生じやすくなる。

こうした歩行の脚への負担を考えた上での、歩行速度を考えてみたい。

ここに興味ある研究が発表された。

研究によれば、「遅く歩いた方がカロリーを多く燃焼し、速度の遅い歩行は肥満の減量に有効」だとしているのである。

速度の遅い歩行は、カロリー燃焼と膝障害の回避という二つの利点がある。

遅い速度で歩く肥満者の方が、通常の速度で歩く肥満者よりカロリーを多く燃焼することを、米国コロラド大学の研究者らは認めている。

さらに、時速約三・二キロ／時間という遅い速度で歩くと、時速約四・八キロ／時間で軽快に歩くよりも、膝関節にかかる負荷が最大で二五％低下するとも報告している。

その理由としては、次のように考えられている。

一般的には、肥満者の脚は重い。重い足を振りながら歩くと、それだけ多くのカロリーを消費する。また、肥満は姿勢が不安定になりやすいので、歩く度に姿勢の修正が必要となる。その修正に使われるカロリー消費も少なくない。

以上がゆっくり歩行で痩せられる主な原因と推定されている。

足の指で床を掴むようにゆっくり、しっかり歩く

だが、世の中はそう甘くない。ゆっくり歩くだけで、体重が減り、膝関節は守られるわけではない。そのためには、一つの条件が必要である。

ゆっくり、しっかり歩くことである。

確かに、ゆっくり歩けば、ダイエットにも関節保護にも役立つだろう。だが、心血管系に対する効果という点では、みるべき効果が少ないとも研究者らは述べている。

つまり、心臓病や高血圧の予防には、ゆっくり歩きは不向きというわけである。心血管系に対する効果が低いとは、寿命を越える長寿希望者にとっては一大事である。

高血圧は生活習慣病のなかでも最右翼である。同時に、寿命を越える長寿の最大の邪魔者である。高血圧被害が減るだけでも、寿命を越える長寿の確率は相当

高くなる。
それだけ重大な意味を持つ高血圧への予防効果が少ないとあっては、ゆっくり歩きを見直す必要がある。
やはり寿命を越える長寿のためには、ゆっくり歩行では不足なのである。と言われても、便利器具症候群に犯された中高齢者に、急に速く歩けと言ってもムリだろう。やろうとも思わなければ、やる意志や意欲もないのだから。
そこで提案。理由の如何に関わらず、ゆっくり歩行を望むならば、「しっかり歩く」を付け加えていただきたい。
ゆっくりと、しっかり歩くことである
具体的には、足の指で床を掴むような気持ちで歩く。もちろん気持ちだけで、実際には床を掴めない。だが、掴もうという気持ちが、足と床との接地力を高める
足と床との接地力が高まると、体が安定してふらつきやヨタヨタが解消されて、安定した歩行が得られる。

ゆっくり&しっかり歩く。そして、ヨボヨボ歩き、ヨタヨタ歩き、だらだら歩きは厳重に御法度である。

そのためにも、前に触れた「イチニ、イチニ」の号令は、いかがだろう。歩を進める度に、声にならない声で、脳内から「イチニ、イチニ」の号令を発する。号令と共にゆっくり&しっかりと歩けば、歩行そのものの完成度が高くなり、運動効果が随分と向上する。ゆっくりの歩行なので、関節保護にも役立つ。

また、ゆっくり&しっかり歩行であれば、体のふらつきも修正される。従って転倒予防にも効果があるし、正しく立ち歩くことになる。

ここまで来れば、しめたもの。高血圧や心臓疾患は改善されるし、寿命を越える長寿の確率もかなり高くなる。

まだ、歩くことにそこまでの効果があるのかと疑われる方もいるだろう。

その証拠をお目にかけよう。

速歩と通常歩行を繰り返すだけで一〇歳は若返る

歩き方を変えるだけで、一〇歳も若返るという新情報をご紹介したい。

歩き方を変えると、一〇歳は若返るという報告を、信州大の能勢博教授が発表された。

一〇歳も若返るとは、いかにも豪勢である。

女性ならば経験あるだろうが、一〇歳若返るお化粧をすることは、至難の業である。

では、内容を見てみよう。方法は至って簡単である。

速歩と通常歩行を繰り返す「インターバル歩行」という歩き方に、若返りの秘密があるという。インターバル歩行を実行し、継続すると、心電計やコレステロール検査、その他の体力テストで、一〇歳若返ったのと同じ程度の結果を叩き出したという。

信州大の能勢博教授らは、日頃から参加者に一日一万歩を歩くようにと指導していた。しかし、生活習慣病の原因となる血圧値やコレステロールの値などは改善したが、体力的に変化が現れなかった。

そこで、インターバル歩行を取り入れた。方法は、速く歩いたり、遅く歩いたりを混ぜるだけ。また速く歩くといっても、時速何キロの速度で何十分と指定されるものではないし、ジョギングや駆け足でもない。

あなたの感じる速さで、距離も適当でよろしい。速く歩いたり、遅く歩いたりで疲れたら通常の歩行に戻せばよい。

これならば、通勤時でもショッピング時でも可能だろう。

要は実行と継続。インターバル歩行の実行と継続によって、一〇歳の若さが手に入るのである。ぜひぜひ、挑戦していただきたい。

③握る力を鍛える

握力が我が身の安全を守っている

握る力の誕生は、人類に計り知れない能力を与えた。

握る力は、まず、二つのトウソウを作り出した。「逃走」と「闘争」である。逃げるにせよ、戦うにせよ、握る力で身の安全を守れる。

その最大の証拠は、高年齢者の握力不足を見れば分かる。

高年齢者の最大級の恐怖は転倒である。転倒も握力さえ充分ならば、大いに救われる。転倒しそうになったら、何かを握って我が身を支えれば、転倒防止も可能となるからである。

だが、高年齢者の握力はなべて低下している。何かを握って、我が身を支えられないから転倒する。つまり、握力が我が身の安全を守っているのである。

また、握る力は群れから家庭、社会、国家までも作り上げたのだ。獲物を捕まえたら、まずしっかりと握ることである。しっかり握らなければ、獲物も逃げるし、誰かに盗まれるかも知れない。

しっかり握れば、獲物を逃がさないし、盗まれもしない。しっかりと握る握力や腕力が強ければ、獲物もたくさん得られる。獲物が多くなれば、弱者に分け与えることで、人間らしさの「分かち合い」の情緒も生まれる。

すると、自然と人が集まり出し群れができる。しっかりたくさん握った者こそ資産家であり、リーダーにもなれる。こうして家庭、社会、国家が生まれてくる。

つまり、現在の工業力も経済力も政治力も、そして人間らしさという情緒も、その根源は握る力であったのである。

握力五キロ増で、死亡率は男女とも約一割減少

高齢者の歩行がなぜ遅いのか。その理由は、転倒を恐れるからである。転倒↓

大腿骨近位骨折→寝たきり。こうした例が非常に多い。さらに寝たきりから認知症に移行することが少なくない。これでは転倒を恐れて当然ではないか。

かくして、中高齢者は、転倒を恐れるあまり、自然と歩行が遅くなる。

もちろん、脚の筋肉の衰えや関節のこわばりも絡むだろう。だが、中高齢者の脳裏には、転倒の恐怖があまりにも強く刻み込まれているのだ。

この場合、倒れないことを保証するものがあれば、歩行速度は自然と速くなるはずである。では、その保証とは何か。

それが握る力である。倒れそうになっても、何かにしっかりと掴まって、我が身を支えられれば、倒れない。

握る力がより大きくなれば、転倒の恐れはさらに小さくなる。

傍にあるテーブルでも路上の柵でも、しっかりと握る力。この力さえ充分ならば、体も支えられる。転倒しない。もちろん骨折も起こさない。

というわけで、高齢者一〇名にテレビを観ながら、また、暇がある時にタオルを握りしめる運動をしてもらった。

その結果、嬉しかったことに、自覚的だが歩行速度が速くなったのである。

a　男性高齢者の平均握力＝三五キロが四五キロに上昇。

b　女性高齢者の平均握力二九キロが三六キロに上昇。

成人男性の平均握力は五〇キロ以上、成人女性の平均握力三〇キロ以上である。

そして何より二〇〇七年四月四日の毎日新聞に、「同グループは、加齢に伴う筋力低下などと原爆被曝との関連を調べる一環として、男女ともに握力が五キロ増で、死亡率は男女とも約一割減少」という記事が載っていた。

日米共同研究機関の調査結果である。広島市の放射線影響研究所・佐々木英夫専門委員らの研究グループがまとめたものである。

しっかり握れば脳は大満足。賢脳間違いなし

調査結果では、握力が五キロ強くなるごとに、死亡率は男女とも約一割も減少するという。有名な米医学誌「American Journal of Medicine　アメリカン・ジ

ヤーナル・オブ・メディスン」にも掲載された。

同グループは、加齢に伴う筋力低下などと原爆被爆との関連を調べる一環として、一九七〇～七二年にわたり、握力測定を受けた約五〇〇〇人を対象として、追跡調査を行った。五〇〇〇人の測定時年齢は三五～七四歳。そのなかには、被爆していない人も含まれている。

調査結果を要約すると次の通りとなる。

握力が平均値に近い集団の病気による死亡率を一とした場合、各年齢層の男女とも、握力が強いほど死亡率が低く、弱いほど死亡率が高い傾向を示した。

全データの平均でみると、握力が五キロ強くなるごとに、死亡率は男性で一一%、女性で一三%下がった。握力は全筋力の代表的指標で、握力の強い人は全身の筋力も強いと考えられる。佐々木専門委員は、

「筋肉量の多さは、糖やたんぱくの代謝と関係する。調査結果は、筋力を維持する運動習慣があるか否かの反映だろう」と話す。

筋肉の付着構造を考えると、容易に理解できる。筋肉間では、その一部が屋根

の瓦のように重なり合う構造をして、全身を覆っている。だから、一つの筋肉が動き出せば、その動きは波紋のように広がり、遠く離れた筋肉をも動かすことになる。

しっかりと握ると、その力は全身的に広がる。そして全身の健康作りに貢献する。

別の考え方では、面白いことが浮かび上がる。再々お話しているように、われわれ人類は飢餓動物である。人類の歴史は飢餓の歴史と言われるほどである。飢餓状態であれば、一度握った食糧は離したくない。離せば他の人に奪い取られて、再び飢餓が襲いかかる。つまり、握るという行為は、餓死救済につながるわけだ。

こんな意味を含めてか、しっかり握れば、脳は大満足になる。一日数十回、数百回も大満足が来れば、賢脳間違いなし。総司令部は常に健全ということになる。

総司令部が健全ならば、「健全な精神は健全な肉体に宿る」が、がぜん真実味を帯びてくる。そして寿命を越える長寿もラクラク可能となる。

日常生活で「つまむ力」の強化も必要

「握る」が理解できたところで、お仲間を紹介したい。それは「つまむ」である。早稲田大学スポーツ科学学術院の鈴木正成教授は、日常生活内での「つまむ力」の強化を提唱されていた。言われてみればなるほど、日常生活行動の中で、つまむ力の出番は非常に多い。

新聞のページをめくる、ワイシャツのボタンをかける、ズボンのファスナーを動かす、ひもを結ぶ・ほどく。ホックをはめる、ビンのふたを開ける、レトルト食品の袋を開けるなど、親指と人差し指の二本、または中指を交えた三本の指先を使う「つまむ力」は、日常生活で頻繁に使われている。

しかし、親指と人差し指、中指の三本の指のつまむ力の強化は非常に難しい。事あるごとに、箸を持つ、薄いものや小さいものを指先でつまむ、お猪口をつまむなど、ふだんからつまむ力を鍛えるという意識で行うとよい。

二年ばかり前の話だが、大阪からの帰りの新幹線中での出来事である。お隣に座ったのが年齢五〇～六〇歳の男性。

手にはビールの缶とおつまみの鱈チーズ入りのビニール袋。ビールのほうは簡単に開いたが、おつまみの袋がどうして開かない。あっちをひっぱったり、こっちを剥がしても開かない。苦心惨憺していたが、結局、ビニール袋が開かなかった。

ついに東京に到着してしまった。隣に座っている私も居心地が悪かった。手伝って良いものか悪いものか、東京まで判断に苦しみ続けたことを記憶している。

今からしてみると、やはりつまむ力の低下であったのであろう。一仕事終わっての新幹線の中でのビールは旨かろう。その旨さをアップさせる、つまみが欲しかったはずである。つまむ力の低下は、こんなところにも顔を出すのである。

④話す力を鍛える

おしゃべりのなかから進歩が生まれ、改革の知恵が発生した

話すことは、おしゃべりの元祖である。

おしゃべりの利点は、情報の収拾と楽しさ作りにある。

原始の頃の生活は、毎日がエサ集めだった。今日にエサがなければ明日の死を意味する。これこそ必死のエサ集め。だが、人間は何時の世にも、苦労少なくして大きな結果を得たいと考える動物である。

簡単確実にエサを得る方法は、おしゃべりの中から生まれる。

「こんなヨボヨボじいさんやばあさんに、エサの豊富な場所を教えても取りには行くまい」の油断があったのかも知れない。

また、エサ集め上手さの自慢もあったかもしれない。

いずれにしても、じいさんやばあさんには、エサ集めの知恵が集まる。その知恵が敬老の精神に結びつく。加えて、おしゃべりとは楽しいものである。

これといって娯楽のなかった原始の頃は、おしゃべりが最大級の娯楽であった。噂話から中傷話、お節介話と種は尽きない。

尽きないおしゃべりのなかから、進歩が生まれ、改革の知恵が発生する。つまりは、おしゃべりによる情報が、脳を成長させたのである。

口をしっかり閉じることが心の緊張につながり脳を覚醒する

顎は頭蓋骨にくっついているのではない。顎と頭蓋骨の間に顎関節を介在させて、筋肉で結ばれて、吊り下げられているような形になっている。

だから、吊り下げている筋肉が衰えると、顎は自然と下がり、口をポカンと開けることになる。いわゆる「認知症顔貌」になる。

残念なことに、口ポカンの「認知症顔貌」が、中高齢者はもちろん、ヤングの間でも非常に増えている。日常に緊張感が少なくなったためであろうか。

口をしっかりと閉じることは、心の緊張にもつながる。

私の幼かった頃、「少年講談」という本があった。その内容は、ほとんどが立身出世・英雄豪傑の話である。そして登場する人物の描写は、定番のごとく「口を真一文字にきりりッと閉じ……」とあった。

口をしっかり閉じることは、心の緊張につながり、脳を覚醒する。脳という総司令部が張り切るのだから、つながる肉体も張り切る。

逆に、重症の患者さんの顔貌を見てみる。病気の種類の如何にかかわらず、何か疲れ果てた、気の抜けたような顔つきである。闘病の意欲が全く失せた顔貌である。

その時、「病気を治すぞ」という意欲が生まれてくると、決まって口をしっかりと閉じる。そして、重症顔貌に光明が差してくる。肌の艶もよくなって、何となく「生きいきさ」が現れてくる。

口がしっかり閉じられるということは、頬や喉の筋肉が充分に働いている証拠であり、話す力も充分に備わっている証拠でもある。

体形は心の容器、脳は言葉の容器

老耻を知らぬ中高齢者は、開口状態のままで話す。口から空気がもれて、言葉のお尻が伸び、「ああ〜、うう〜」が多くなる。そして、言葉として聞き取りにくくなる。いわゆる、ロレツが怪しくなった状態になる。

私は日頃から「体形は心の容器、脳は言葉の容器」であると信じている。心がハッピーである時は体形（姿勢）もハッピーで、胸を張り元気いっぱいのそれとなる。

逆に、財布でも落として心がウツになれば、背を丸め、うなだれて、たちまち不良姿勢となってしまう。

言葉も同様である。テレビからは若いお笑いタレントの常套句として、「……じゃね〜よ」などの荒っぽい言葉が流れてくる。まるでケンカの生中継のような具合である。

荒っぽい言葉は、脳内の怒気を強める働きを持つ。「そうではございません」と丁寧言葉を使いながら、殴りかかるヤツもいない。丁寧言葉が、怒気を鎮めてしまうからである。

「なめるんじゃね～よ」の言葉は、テレビ内では台詞として使われる。だから相手も怒らない。日常の生活の中で使えば、相手は怒る。ケンカにもなる。だが、使った当人はテレビ番組の台詞の中にもあるくらいだから、普通の会話の仲間と考えてしまう。相手の怒るのが不思議でたまらないし、ケンカになるとも考えない。

相手にしてみれば、売られたケンカだから買うだろう。ボコボコに殴る。死ぬこともある。罪な台詞だし、困った傾向である。

この傾向は「常識の府」を豪語しているＮＨＫにもみられる。視聴率という化け物の影響だろうが、仮に、若いお笑いのケンカ言葉、汚い言葉をテレビから一掃したら、殺傷事件は必ず減るだろうに。残念無念の思いで一杯である。

荒い脳は荒い言葉を作り、優しい脳は優しい言葉を作る。

要するに、「脳は言葉の容器」なのである。

口角が「へ」の字に下がったらすぐ、一文字に

言葉がはっきりとしないでは、脳もはっきりしていない。総司令部がはっきりしなければ、肉体もはっきりしない。従って、寿命を超える長寿は遠くなる。

余談になるが、話すことは非常に体力を使う。冬でも講演の終了時には、全身汗だらけ。つまり、話すことは運動なのである。

学生時代の内科実習のおり、教授がこんな言葉を言われた。

「あの患者は、まだ生きるよ。うまくすると回復するだろう。しゃべり方に力があるからだ」と。当時は、こんな重要な情報に気も止めなかった。見落としていたのである。だが、内科教授は長年の臨床経験から、話す力の影響をご存知だったのであろう。

今更ながら、恩師の有り難さ、尊さを知ることになった。

話す力の訓練は、鏡で我が顔を見ることから始まる。

口を閉じると口角が下がって、「へ」の字になっていたら、ロレツが怪しくなり始めた証拠である。ただちに横一文字に閉じるように心掛ける。

頬の筋肉は発語運動にとって、強力かつ最大の協力者である。頬の筋肉が衰えれば、口角が下がって、「へ」字型に閉じることとなる。

「へ」字の有無がロレツの有無につながる。口角が下がって「へ」字型になるとは、口がしっかりと閉じていない証拠である。

口がしっかりと閉じなければ、破裂音の場合、「パ」が「ファ」になってしまう。いわゆる音が漏れて、ロレツが回らなくなる状態となる。

男女の別なく、最低でも一日五〜六回は鏡の中の「自分」を見て、修正を心掛けてもらいたい。

口を大きく開閉する運動を一〇～二〇回繰り返す

また、音読も効果的である。実際に声を出してみないと、言葉の明瞭度や大きさが分からない。話すこと（会話）は、相手に自分の意志が通じることから始まる。

こちらの意志が通じなければ、会話でなくて独り言である。独り言ならば、ロレツが怪しくなっても、蚊の鳴くほどの小声でもかまわない。だが、会話の場合は根本的に異なる。

会話の場合は、何がなんでも、こちらの意図するところを、相手に理解してもらわなければならない。理解してもらうためには、分かりやすく話すことである。ロレツもあやしく、声も小さいとなれば、会話は成立しない。

年末のＮＨＫの紅白歌合戦の視聴率が低下ぎみだという。テレビをオンしてみて分かった。「聞いてもらいたい」、「聞いてください」の歌が少なくなって、「オレは勝手に歌うから、聞きたいヤツは勝手に聞け」の歌が多くなったからか。

会話も同じ。「聞いてもらいたい、分かってもらいたい」の心がないと、ロレツも不明瞭で、声も小さくなりがちになる。会話は相手に理解されてこそ成立することをお忘れなく。

鏡を前にして口の動きを修正する。口を大きく開けたり閉じたりの開閉運動を、一〇回から二〇回も繰り返す。それも面倒なら実際に、声を出してみる。

いずれにしても、相手に分かってもらえる話し方にしていただきたい。

新聞を大きめの音量ではっきり声を出して読む

さらに、もう一歩、「話す」の完成に迫る。これほど多数の言葉を持つ動物は人間だけである。その特権を大いに活用するのだ。やや大きめの声で、はっきりと話すことである。

すると、何より意欲が自然と湧いてくる。その湧きぶりは、自覚できるほどである。論より証拠、新聞でも何でもよいから、やや大きめの音量で、はっきりと声を出して読んでみる。読み進むうちに、読んでいる新聞の文字がはっきりと見えてくる。

また、内容の理解度も深まってくる。

こうなったら、周囲の家族の反応を見る。

「あら、何となく顔が引き締まったような気がするわ」の答えが必ず返ってくる。

当然である。声を出して読むということは、顔面の筋肉、即ち表情筋を動かすことである。表情筋の多くは片方が固定されていても、他方は他の筋肉につながっている。つまり、片方が宙ぶらりん状態で、きわめて不安定な状態なのである。

不安定だからこそ、シワもできるし、表情筋が伸びきったようなボケ顔貌にもなる。

音読をすると、表情筋は不安定だからこそ、必死になって固定しようとする。つまり表情筋に張りが出るのである。

顔面の筋肉に張りが出れば、それだけ脳への覚醒刺激が増えたことであり、脳も顔面もはっきりしてくる。

種を明かせば、こんなところである。

たった数分の音読をしただけで、これだけの効果があるのだ。その効果を見落としてはいけない。せいぜい活用して、人生後半を美しく豊かに過ごすべきである。

⑤噛む力を鍛える

噛む力こそ唯一無二の生き延びる方法

原始の時代では、噛む力の大きい者だけが生き残れた。

当時は料理などなきも同然。お粗末の限りで、ほとんどが生食であった。その生食も今日のようなユッケの生食とは大違い。分厚い皮を食い破り食べるのである。もちろん歯磨きは皆無。

だから、歯周病も蔓延していたろうし、弱歯揃いであったはず。その弱歯揃いのなかから、強力な噛む力の持ち主だけが、食べて栄養を付けて生き残った。噛む力こそ、生存の唯一無二の生き延びる方法といっても過言でないだろう。

また、噛む力は、当時では最後に残った武器である。ヒト族の歯は、噛みつくためにはできていない。食べるためだけである。

だが、その食べる歯も、時と場合によっては武器にかわる。相手を倒すまでの武力はないが、たじろがせることはできる。たじろいだ隙に逃げる。歯も立派な身を守る武器である。

女性の歯力の強さを経験した男性も少なからずいるはずである。

噛む力は体重と同じ

プロ野球選手のシーズンオフの最初の仕事といえば、歯医者通いだそうな。シーズン中、打席に立つごとに奥歯をぐっと噛みしめる。その影響で奥歯はボロボロ。その治療のための歯医者通いである。

つまり、奥歯を噛みしめれば、脳は緊張する。脳の緊張は全身にも影響し、全身の筋肉を緊張に駆り立てる。おまけに、全身循環をも促進する。そしてナイスプレイにつながる。

前にも触れたが、平均すると、噛む力は体重と同じだという。場合によっては、体重の二～三倍という計算もある。

体重五〇キロならば噛む力は五〇キロ、体重六〇キロならば噛む力は六〇キロ。以下同様で体重が増えるにつれて、噛む力も増えていく。

振り返って考えてみよう。あなたは毎日数百回も、五〇～六〇キロもの力を出すような運動をこなしているだろうか。

五〇～六〇キロの力価といえば、中級の重量挙げに匹敵する。

つまり、食べる度に、重量挙げを行っているのである。

ダイエット中に「よく噛んで」と言われるだろう。その意味するところこそ、重量挙げ運動なのである。

よく噛むと、すごい利点がある

●記憶力の向上

巷間いろいろと言われているが、噛むことの平均的な利点は次の通りである。

噛むことによって、脳の血液循環量は約三〇～五〇％も増加するという。血液循環の増加によってエネルギーたっぷりになった脳には、恐れるものがない。記憶力なんぞは平チャラ。

脳の総司令部としての地位も確立して、全身の血液循環促進を始めとして、各種の健康指令を伝える。

だが、残念なことに現在は、我が国始まって以来の軟食時代である。せっかくの噛む力を発揮できずじまいに終わっている。

いや、肝心の咀嚼回数の減少傾向さえ見られる。困ったことである。

●自律神経のバランス改善

自律神経のバランス調整などというと、難しく感じてしまう。簡単に考えれば、緊張の次には弛緩が来て、弛緩の次には緊張が来るということである。

公園のシーソー遊技を想像してもらいたい。自律神経は、交感神経のプラス（＋）と副交感神経のマイナス（－）が、交互に現れることで成り立っている。

そしてシーソーのように、（＋）が上昇すれば（－）は下降し、（－）が優位なれば（＋）は劣位になる。こうして自律神経シーソーが、調子よくシーソー現象を繰り返していることで、そのバランスが好調に働く。

噛むことには、体重量がかかわるだけに、大きな緊張が生まれる。だが、そのまま噛みしめているわけではない。

次の食べ物を入れるためには、噛みしめを止めて嚥下に移る。

噛みしめは緊張であり、噛みしめを止める、が弛緩に相当する。咀嚼を続ければ、緊張と弛緩が交互に来て、自律神経のバランスは自然と調整される。

さらに「ああ、満腹だ。満足々々」となれば、食事に関する自律神経のバランスの調整終了の合図でもある。よくストレス解消には食べることと耳にする。

その意味は、もうお分かりだろう。自律神経の調整をもたらす咀嚼の力が、強力に働きかけるからである。

●免疫力の向上

よく噛むことと免疫の関係は、かなり以前から知られていた。だが、その正体が分かりにくかった。いや、現在でも詳細は不明である。

たびたび耳にするのは、次のようなことである。

よく噛むことによって、耳下腺からパロチンというホルモンの分泌が促進される。パロチンには免疫力を高める効果があるだけでなく、認知症にも関係する老化も防ぐ働きを持つとされている。

また、自律神経的に見ると、これは噛みしめる交感神経の受け持ちであり、交感神経が興奮するとノルアドレナリンという緊張物質が分泌される。この物質が感染を防ぐ働きを持つとも言われている。

●認知症の発症リスクの低下

認知症にも一種の感染と見なされる部分がある。これについて、興味のある事実が現れる。「咀嚼能力の低い人は、認知症の発症リスクが高くなる」という報告である。

札幌市で開かれた第二一回日本疫学学会学術総会で発表されたものだが、簡単にご紹介しよう。

愛知老年学評価研究プロジェクトのデーターを基とし、二〇〇三年一〇月時点で、要介護認定を受けていない六五歳以上を対象として、その後四年間にわたって追跡調査した。対象員数は四四二五人。

要介護認定を伴う認知症二度以上が、発症するまでの各日数や歯数、咀嚼力、かかりつけ歯科医の有無との関係を検討した。

調査期間中に、要介護認定を受けた人は二二〇人（〇・五％）。

リスク度合いの計算では、次の通りの結果が出た。

●残存歯数二〇歯以上の人に比べ、歯がほとんど無く、義歯未使用の人の認知症発症リスクは一・九倍。

●何でも噛める人に比べて、噛めない人の認知症発症リスクは一・五倍。

●かかりつけ歯科医が無い人は、ある人に比べ認知症発症リスクは一・四倍。

調査分析に携わったグループは、日本福祉大学・近藤克則教授、神奈川歯科大学・山本龍生准教授らであり、厚生労働科学研究として行った分析によるものである。

歯がほとんど無いとか、義歯未使用とか、かかりつけ歯科医が無いとかは、すべて歯周病の存在を示唆している。つまり感染症である。

要するに、よい歯、強い咀嚼力があれば、ボケ知らずということである。

軟食を避け一食一品だけ硬めの食品を組み込め

認知症も、寿命を越える長寿の大きな邪魔者である。認知症排除に効果があるということは、寿命を越える長寿にも効果的であるということとつながる。

ここまで認知症との関係がはっきりしたからには、中高齢者としても軟食ばっかりの食事は許されない。軟食には、それなりの大きな健康効果がある。だが前出の調査結果を見れば、軟食にはちょっと躊躇するだろう。

軟食化の進んだ現在、われわれは、こんな運動を展開している。

「一食一品、硬めの食品」である。

一食につき一品だけ硬めの食品を組み込むのである。

全食品を硬めにと言いたいところだが、それでは特別食になって、実行と継続がより困難となる。やはり、「一食一品、硬めの食品」が、実行にも継続にも最適だろう。

ここで二つの疑問が湧いてくる。その一は、硬めの食品といっても、するめ、昆布などなど、いろいろある。どの程度の硬さを指すのであろうか。

一食の咀嚼回数、一五〇〇回を目安に

國學院大学仙台教室で、硬さについての調査が行われた。

その実験によると、仙台名物笹カマボコの硬さが最低ラインだという。カマボコより硬ければ、確実に脳循環量が増加する。以下ならば無理。

カマボコを目安に、「一食一品、硬めの食品」のレシピを考えていただきたい。

その二は、一食当たり何回の咀嚼回数が必要になるだろうか。

厚労省では、歯科保健と食育のあり方に関する検討会の報告書として、「歯・口の健康と食育～噛イング三〇（カミングサンマル）を目指して～」を公表した。

つまり、一口三〇回噛むことである。こうした数字を元にして計算された結果、一食当たり一五〇〇回の咀嚼回数が適当とされている。

また、有名なガムメーカーでも、同じ数字を発表している。

この場合の「一食当たり」とは、「いただきます」から「ごちそうさま」までである。咀嚼回数一五〇〇回とは、決して小さな数字ではない。

軟食ばかりでは、とうてい追いつけない。やはり一食に付き、一品か二品の硬めの食品が必要となるだろう。

では、現在までに、一食当たり咀嚼回数はいかほどに変わってきたのだろうか。

神奈川歯科大学・斉藤滋元教授が食文化史研究家・永山久夫氏とともに、古代から現代までの食事（必要に応じて復元食）の咀嚼回数を調査した。

その結果は次の通りである。

古代から現代への咀嚼回数の変化

卑弥呼（弥生時代）＝三九九〇回

紫式部（平安時代）＝一三六六回
源頼朝（鎌倉時代）＝二六五四回
徳川家康（江戸時代初期）＝一四六五回
徳川家定（江戸時代中期）＝一〇一二回
昭和一〇年代庶民＝一四二〇回
現代＝六二〇回

いやいや、咀嚼回数がここまで減るとは、正に国家的大事件である。これほどまでの咀嚼回数減少は、やはり便利器具症候群に冒された証拠であると同時に、日本国民の勤勉さが失われた結果としか言いようがない。

何としても咀嚼回数を増やす工夫が必要となる。

食べ物を大型にカットし、奥歯で噛む意識で食べる

両氏は、「紫式部や徳川家定の時代には、現代のように戦争がなく、食生活が

豊かになり、噛む回数が減ったことが伺える」と述べている。

また、帝塚山学院大学人間科学部研究年報に記載された「咀嚼におよぼす食物の大きさと一口量の影響（発表者：福田ひとみ氏、平川智恵氏）」によると、
①白飯の場合、一口量が増加すると総咀嚼回数および咀嚼時間は直線的に増加。
②その増加率は、咀嚼時間よりも咀嚼回数のほうが高くなっていた。
③この傾向は咀嚼時間、回数ともにロールパンのほうが白飯より顕著であった。
つまり、咀嚼回数を増やしたければ、食べ物を大型にカットすることがよいらしい。一口の量が増えれば、それだけ咀嚼回数も増えるし、咀嚼時間も長くなる。

だからといって、軟食の全てをけなすわけではない。だが、軟食の最大の欠点は咀嚼回数が増えないことであり、奥歯で噛む必要のなくなることである。

奥歯で噛むことは、脳循環を確実に増加させる。名古屋大学医学部の調査によれば、奥歯を抜歯した実験ネズミの脳は「紙のように白かった」との報告がある。軟食でもよいから、食べ物を大型にカットしてでも、奥歯で噛むことを意識して食べてもらいたい。脳循環もかなり増加するだろう。

よく噛めば免疫力が高まり、老化が防げる

別の見方をすると、こんな考えも浮かんでくる。

免疫の首座は、なんと腸管である。腸管の中には、いろいろな物質が食べ物として入ってくる。だからこそ、腸管は免疫の首座なのだ。

免疫の首座である腸管は、消化吸収という大切な役目も持っている。

そこで、消化を助けることは、腸管の役目の一つを肩代わりすることであり、腸管を休めることにもなる。つまり、よく噛むことは消化の第一段階であり、腸管の免疫力を休めることになる。もっと正しくは、高めることになる。

さすがは腸管。咀嚼という助っ人がきたからといって、むやみに休むわけではない。

「消化の働きを休めるならば、免疫のほうに力を入れよう」と、実に健気である。

健気の結果で得られた免疫は、確実にあなたを守ることになる。

最近の研究では、免疫の低下は老化にも絡むという。お馴染みのカゼ。免疫の低下によって、カゼという感染を繰り返す。

その事実の裏には、老化が進んだということがある。確かにカゼをひきやすい人は、何となく弱々しく、年齢より老けて見える。

「老化も感染の仲間」とする説も納得できるだろう。仲間であろうとなかろうと、カゼはひかぬに越したことはない。

よく噛むことは、免疫力を高めるし、老化防止にも良い。

歯欠損を放置すれば、寿命は縮まる

歯欠損とは、歯が抜けることである。「歯の一本くらい、抜けてもたいしたことはない」との軽視は許されない。

第一大臼歯が一本ないだけで、咀嚼効率は約四〇％も低下するそうな。一口三〇回噛んでいた人は、五〇回も余分に噛まなくてはならないことになる。

さらに、咀嚼や嚥下は反射運動である。食べ物を長く口内にとどめて置くことは、咀嚼や嚥下などの反射運動が許さない。また、食べ物が長く口内にとどまるようなら、嚥下反射運動不良となって、誤嚥性肺炎の遠因ともなる。

従って、咀嚼不十分のままで、飲み込むことになる。咀嚼不十分のままで飲み込めば、口内消化の分まで押しつけられるのだから、胃腸が悲鳴を上げる。ついには胃腸の消化吸収放棄まで現れる。

いくら食べても消化吸収されないのでは、食べないと同じである。遠からぬ日に栄養失調となって、死亡する。

野獣の世界では、歯の欠損がかくれ死亡率のナンバーワンとされているとか。そうだろう。野生の世界では歯が抜けたからといって、おかゆなんぞ作ってくれないし、歯科医師もいない。といって、歯欠損のままでゆっくりと食べていれば、仲間や他の野獣にせっかくのエサを奪われてしまう。

だから、胃腸の消化吸収放棄を承知でも早食いとなる。その結果は、もちろん栄養失調。そして死ぬ。人間様の社会では、ここまで行かないだろうが、歯欠損を放置すれば、やはり寿命は縮まる。寿命を超える長寿は、見果てぬ夢と化す。

しっかり噛むだけで、生きいき生きられる

生きいきと生きるとは、心身ともに健康であることを示唆する。心身ともに健康であれば、寿命を越える長寿も夢でなくなることが分かるはずだ。意欲が低下すると、生きいきと生きられなくなり、渋々生きることになる。渋々生きているようでは、とても寿命を越える長寿は叶わない。

生きいきと生きるとは、全身の機能向上を意味している。全身の機能向上という重要要素が、しっかり噛むだけで可能になるのである。疑うならば、物は試し、今すぐ一口サイズの小さなおにぎりを、しっかりと咀嚼してもらいたい。

しっかり咀嚼を続けている内に、体の中から隅々までほんのりと暖かくなる。そのまま噛み続けていると、ほんのりの暖かさがしっかりの暖かさに変わり、おまけに元気らしきものが湧いてくるのを感じるはずである。

このあたりの仕組みには、実に奇妙な事実が付随する。

やや以前のことだが、ガムメーカーのロッテ中央研究所が、「ガムを噛むと視力や聴力が向上する」と発表した。

そのメカニズムの詳細は省く。ガムであれ何であれ、咀嚼回数が増えると、こめかみ付近にある咀嚼参加筋肉群が動き出す。

そして眼球網膜や内耳への血液循環が増加するためと解釈されている。

よく噛めば視力・聴力が改善する

認知症老人の受診時の持ち合わせ疾患は次の通りである。
一位＝脳血管傷害
二位＝高血圧および虚血性心疾患
三位＝白内障を含む感覚器・運動器疾患
よく咀嚼することによって、第三位の「白内障を含む感覚器・運動器疾患」が改善されるという。よく噛めば認知症予防にとって第一級のラッキーチャンスとなる。

つまり、よく見え、よく聞こえれば、より多い情報が入ることになり、それだけ脳は活性化され、健全な精神が作り出される。つまりボケ知らずである。健全な精神が作り出されれば、その延長線上で健全な肉体も作り出される。そして寿命を越える長寿の可能性が高くなる。

よい咀嚼による「意欲の向上」には、視力・聴力の改善という、裏技が存在していたわけである。よく噛むことは、噛み合わせの自然調整にもなる。

奥歯の噛み合わせが正しくなると、頭蓋骨が背骨の上の正しい位置にのる。頭蓋骨が正しい位置にあるということは、最も少ないエネルギーで、視覚聴覚から多くの情報を集められる。

また、頭部を正しい位置に維持できるということは、頭痛をはじめとして肩こり、遠くは腰痛までもが軽減される。

よく噛めば、天然の顔面マッサージにもなる

ついでに一言。中年女性にとって、小顔やしわ消しは希望の星であろう。その希望の星が、よく噛むことで入手可能となる。

表情を作る筋には、奇妙な性質がある。一般の筋肉は、両端が骨にしっかりと固定されている。

表情筋は、顔面の骨の表面や筋膜から起こり、顔面の皮膚につく。このような皮膚に付く筋肉を「皮筋」とよぶ。

つまり、顔面の筋肉は、片方だけが固定されているが、他方の端がしっかりと固定されていない。固定されていないということは、何らかの力がかかると伸びやすいことでもある。

伸びることとは表情筋としては重要だが、両端が固定されていないため、伸びたら伸びっぱなしになりやすい。

その伸びっぱなしが、タルミとなり、シワとなる。

表情筋は頭皮の筋、耳の周囲の筋、眼の周囲の筋、鼻の筋、口の周囲の筋などに分類され、総計で二〇数個となる。

そのほとんどが、咀嚼筋と連携している。狭い顔面の中での出来事である。咀嚼が始まると、ほとんどの表情筋が大なり小なり動き出す。

大なりとは「ほうれい線」を含める頬につながる頬筋群。小なりとは、目を輪の如くに取り囲む眼瞼輪筋とその他である。いずれもシワやタルミの名産地(?)として有名であることは、ご存知の通りである。

ここで少々寄り道。ほうれい線とは、ヒトの鼻の両脇から唇の両端に伸びる二本のシワのことである。中高齢の女性にはかなり気になる存在でもある。

ほうれい線。中国の面相学の「法令紋」に由来するという。となると、漢字表記のいずれもが正確でない。豊麗線、法令線、豊齢線、頬齢線は、全て当て字だそうな。

形成外科(以前の美容外科学)の医学関連分野の専門用語では、鼻唇溝と呼ばれる。

本題に戻ろう。簡単に言えば、咀嚼するたびに表情筋が動いて、天然のマッサージが行われる。よく噛むことで、天然のマッサージが生まれ、その度ごとにシワやタルミが予防され、または消えていく。

一日三回の顔面マッサージ（よく噛むこと）を続ければ、頑固なシワもタルミも退散する。おまけに、贅肉も消え去るから、希望の小顔も戻ってくる。

お分かりになったであろうか。

咀嚼行為で体の柔軟性を取り戻せ

日本咀嚼学会編の『噛む効用（日本教文社）』に、面白い話があったので、要約してご紹介する。

「B女はゲートボールの名人で、ほぼ一〇〇％のゲート通過率を誇っている。そして彼女は総入れ歯である。この総入れ歯を外すと、一〇〇％を誇っていたゲート通過率がたちまちダウンする」

この話にヒントを得て、こんな実験をしてみた。

体の硬い高齢者五名に、ガムを味のなくなるまで噛ませた後で、前屈姿勢をとらせてみる。すると、こんな結果が出た。

ａ　ガムを噛む前＝前屈姿勢で指先が床に付かない人五名。

ｂ　ガムを噛んだ後＝前屈姿勢で指先が床に付くようになった人四名。

ガム一枚の咀嚼行為によって、五名中四名までが体の柔軟性を取り戻したのである。

だが問題はこれだけでは済まない。問題はガムを噛むことではなく、咀嚼回数を増やすことである。

前にも説明したように、筋肉の構成は重なり合いでできている。一部の筋肉が動けば、他の部位の筋肉も大なり小なり動き出す。やがて、その波紋は全身に広がる。そして、柔軟な肉体を得ることができる。

柔軟な肉体を得ることは、柔軟な内臓を得ることにもつながる。

内臓、主として胃腸管が柔軟であることとは、その蠕動運動機能が向上することである。蠕動運動こそ消化吸収の基本中の基本である。

高年齢者の特技（？）の一つに便秘がある。高年齢者と悪友の便秘のメカニズムは、全身の運動量が少なくなるため、内臓、主として胃腸管が動かなくなる。それゆえの便秘である。

肉体が柔軟性を取り戻して動きが活発になれば、高年齢者の便秘も解消される。肉体の柔軟性は、こんなところにも内臓との関係が見られるのである。

第５章

動く体に寝たきり老人なし

意欲をなくす「痛み」

私が学生時代、ある名誉教授が言われた。

「老人のことは、老人だけにしか分からない。若い諸君には無理かも知れないが、高齢者の心を分かる努力をしてもらいたい」と。

名誉教授のお言葉が名言であることは、恥ずかしながら、自分が老いてから初めて分かった次第である。自分を含めて、多くの高齢の患者さんを調べてみると、一つのことがはっきりと分かった。

高齢者の九九%は、大小は別として、何かしらの痛みを持っていることである。

少々不思議に思われるかも知れないが、高年齢者にとって、痛みの中でも特に重要なのは「大きな痛み」ではない。「小さな痛み」なのである。

年齢的に考えると、小さな痛みはあって当然、なければ不思議の存在である。

ということは、高齢者の九九％は小さな痛みに苦しんでいることになる。一歩踏み出すにも膝が痛む、二歩踏み出せば腰が痛む。こうなると、肉体より心が苦しむ。その苦しみが心身の機能を大幅に低下させて、寿命を越える長生きを困難なものにしているのである。

老化の苦痛の二大横綱といえば、運動器の劣化と心の劣化である。その両横綱をつなぐものこそ、小さな痛みなのだ。

もともと日本人は、痛みにきわめて強い国民である。「江戸っ子は、粋、義理、人情、やせ我慢」と言われるくらい、痛みを我慢することを美徳と考える。もちろん、我慢は悪くない。だが、度が過ぎると、大きな被害を残すことになる。

毎日続く小さな痛み。いわゆる慢性的な痛みは、まず運動性能を抑制する。そして、行きたいところへも行けない現実を作り出す。

これを受けた脳も、穏やかではいられない。欲望を封じ込まれることは、本能活動を制約されることである。本能活動が制約されれば、脳は不平不満に満ちあふれ、ついには意欲までも失うことになる。

意欲は、寿命を越える長寿を求める中高齢者の唯一無二の親友である。いや、最高の助っ人といったほうが適切だろう。

脳は前出のごとく、刺激がなければ眠りこける器官である。その眠りこける脳を叱咤激励するものこそ意欲である。意欲という唯一無二の親友、最高の助っ人を失った脳は、もはや抜け殻同然、屍同然と化す。

小さな痛みであっても、ただちに消すべき

経験があるだろうか。慢性的な痛みに襲われると、たとえその痛みが小さなものであっても、苛立つ、怒りっぽくなる、動きたくもなくなる。食欲もなくなるし、体全体が不調になる。免疫力もさっぱり働かなくなる。

ここまで心身の健康度が低レベルになると、寿命を越える長寿も見果てぬ夢となる。

これこそ、小さな痛みが作り出す最大の被害である。鎮痛は医学の原点である。言い換えれば、医学の進歩は鎮痛と共にありともいえる。

こんな情報もある。ある病院で、ガン患者に与える鎮痛剤の使用の有無と寿命との関係を調べた結果を報告している。その調査は、鎮痛剤の使用頻度が低いほど、寿命が短かったと報告している。

つまり、痛みを我慢することは美徳でもなければ、長命の元にもなり得ない。寿命を越える長寿を可能とするには、体の全体の総合力が物を言う。少しでもわずかでも、心身の総合力を損なうものがあれば、かかりつけ医や担当医と相談して、小さな痛みを含めて、ただちに消すべきである。

ここでは軽視されやすい、小さな痛みの恐ろしさと実態を、ぜひとも記憶に残しておいていただきたい。

術後安静を無視したスポーツ青年の経過は数倍も良好だった

太平洋戦争前というから、かなり以前の話である。所はアメリカ、患者さんはスポーツ大好きの青年。彼が急性虫垂炎を患った。腹痛の苦しさに、のたうち回る彼に救急手術の診断がくだされ、手術室に直行した。

手術も無事終了。そして主治医は、当時の定番である術後の絶対安静を指示した。

当時の考え方としては、何しろ安静が一番。病気で体力が消耗する、手術でも体力が消耗する。このダブルの体力消耗を回復するには安静がベスト、というわけである。

彼にも当然の如く、安静が命じられた。だが、問題が生じた。彼は前出のごとく、無類のスポーツ好きで、じっとしている安静が大の苦手であった。

絶対安静の指示を無視して、テニス、サッカー、バレーボールなどの、かなり過激なスポーツに挑戦するのである。それを見た医師が大あわてで病室に連れ戻す。しばらくすると、またスポーツに戻る。まさにスポーツと安静の追いかけっこである。

医師たちも彼の荒行に手を焼いて「スポーツを続けるならば、予後の保障はしない」と、宣言する始末である。

そんな宣言も彼の耳をかすめただけで、スポーツに明け暮れしていたそうである。

そして、その後の経過は何と安静を守ったより、数倍もの良好な経過だったのである。医師は驚いて、早速学会に報告した。だが、当時の世相は前出の如く、太平洋戦争の直前である。世界の医学会も、無謀な青年の行状記なんぞに目もくれない。学会報告も全く取り上げられなかったのである。

そして何十年も経過した現在、改めて術後の安静の正当性が問われることになったわけである。

恐ろしきかな、寝たきり老人という「廃用症候群」

現在の医学会では、手術後であっても安静期間がきわめて短くなった。その意味は、安静によるメリットとデメリットの差にある。

安静には好ましい点が少なくない。だが、安静による血液循環不足が生じ、逆に「廃用症候群」への危険性も少なくない。両者の危険度を比べてみると、安静のメリットより、廃用症候群のお出ましを封じ込めたメリットのほうが、より重要と気付いた次第である。

小さな痛みの終着駅こそ、廃用症候群なのである。

人間の身体的・精神的機能は、使わないと確実に衰えていく。健康人であっても、ベッド上で安静臥床を続けていると、下肢の筋力は一週目で二〇%、二週目で四〇%、三週目で六〇%も低下すると言われている。これがいわゆる廃用症候群である。

廃用症候群とは、「安静状態が長期にわたって続くことにより生ずる、さまざまな心身の機能低下等を指す」と定義されている。

また、生活不活発病とも呼ばれる。その理由は、読んで字のごとしで、生活全体が不活発になる。世に言う「寝たきり」は廃用症候群状態であり、そのまま認知症に移行するのも、廃用症候群の特徴である。

廃用症候群とは運動器・循環器から精神の障害まで

では、廃用症候群の症状を列記してみよう。

①運動器障害

筋萎縮、筋力低下

関節拘縮（関節が固くなり動きにくくなる。無理に動かせば痛みが生ずる）

骨粗鬆症

腰背痛

五十肩

②循環器障害

起立性低血圧（寝た位置から起こすと血圧が下がり、脳貧血症状を起こし、歩行不安定、転倒の原因となる。特に高齢者では、食中に血圧が下がり、座ったままの立ちくらみが生ずる）

静脈血栓症、肺塞栓症

肺炎

浮腫（むくみ）

褥創（床ずれ）

③自律神経障害

便秘

尿失禁、大便失禁

低体温症

④精神障害

抑うつ、無為無欲状態（いずれも意欲の低下につながり、寿命を越える長寿の大きな障害となる）

食欲不振、拒食

睡眠障害、不眠

仮性痴呆

⑤その他

尿路感染、尿路結石

予防は体を動かすこと

以上、廃用症候群の症状を見ると、まさに全身的な「負」の変化であることが分かる。また、低下した筋力を回復させるためには、想像以上に長い時間が必要となる。

一日間の安静によって生じた体力低下を回復させるためには一週間かかり、一週間の安静により生じた体力低下を回復するには、一カ月かかると言われている。もともと運動量の少ない高齢者では、非常に廃用症候群を起こしやすい。またいったんこの症状を起こすと、その症状が原因となって、さらに体を動かさなくなり、廃用症候群はより悪化するという、悪のスパイラルが生じる。

廃用症候群においても、予防に勝る治療無しの原則が生きている。

だが、日本人は、予防と名が付くものは大嫌いなのである。廃用症候群によって生じる恐るべき事態が引き起こされ、寿命を越える長寿にも大きな妨げとなる。

では、その予防法にはどんなことを心がければいいのだろうか?

人間は動物であり、「動物とは動く物である」という大原則を忘れないことである。

廃用症候群の予防には、何が何でも動くことである。歩くも良し、座るも良し、立つも良し、腕を伸ばすも良し、体のどこかを動かすことである。理屈も理論も無用である。回数も方向も無用。無心に動かすことである。

なまじ方法や回数を指示すれば、またまた予防大嫌いの虫がわめき出し、動かなくなる。たしかに動かせば痛みが増すことも多いだろう。その痛みによって動くことを怠けると、たちまち廃用症候群が襲来して、すぐに寝たきり状態になってしまう。

だから、回数も方法も無用である。痛まぬ方向に体を動かすことである。いや、少々の痛みならば、我慢をしてでも動かす。何しろ体を動かせばよろしい。

何かの故障で、どうしても四肢や躯体を動かせないなら、「手を握る」を繰返すだけでもよろしい。「足首を回す」だけでもよろしい。杖や手すりにすがるのもよろしい。体の何処でも、一部でもよいから、何しろ動かすことである。

慢性的に続く痛みがあれば、まず動いてみること

体の一部を動かすことによって、まず血液循環が改善される。すると、あっちの関節もこっちの筋肉も次第に大きく容易に動くようになる。こうなれば、さすがの廃用症候群も自然消滅である。

ここに「不労性疼痛」という現象がある。動かすから痛むのではなくて、動かさないために生じる痛みである。

細かいメカニズムは省くとして、筋肉が動けばミルキング作用で血行を促進させる。血行が促進されれば、病変箇所に生じた老廃物や発痛物質が流れ去る。痛みも消える。

動かなければ、老廃物や発痛物質がたまりっぱなしで痛みが増す。その状態が不労性疼痛である。

この不労性疼痛は気がつかないだけで、よく見かける痛みである。特に中高齢者に多い。むしろ歩いていれば痛みはないが、じっとしていると痛み出すといった調子である。

不労性疼痛は往々にして、動き過ぎたから痛み出すと間違えやすい。そして動きを止めてしまう。この状態が続くと、すぐにも廃用症候群が襲いかかり、短日月で寝たきりになる。

不労性疼痛は、動いてみて痛みが消えることで、初めて発見されることが非常に多い。発見以前は闇の中で、痛みの原因がなかなか分からない。

慢性的に続く痛みがあれば、まず動いてみることである。動いても痛みが増さないならば、不労性疼痛の疑いが生ずる。

さらに動いて痛みが消えれば、不労性疼痛の疑い濃厚となる。物は試し、疼痛持ちの方は是非試していただきたい。

動く体に廃用症候群なし。動かぬ体に廃用症候群あり。

この二事を絶対に忘れないでいただきたい。

家庭内の小動きでも運動効果が上がる

現在では「家庭内の小動きでも、ある量に達すれば運動効果が上がる」となっている。ここに掲げた「家庭内の小動き」には、重要きわまる意味が込められている。

最初に家庭内の小動きに目を付けたのは、メタボ対策医師である。

メタボ対策のキーポイントは、「何しろ動け」である。

何しろ動きに最も適している行動とは、家庭内の小動きである。このお知恵を拝借すれば、いかなる運動嫌いも一挙解決である。

一歩も歩かない動かない人はいない。もしいたら、生活ができない。

ここで論ずるずっと以前に、この世から姿を消しているはずである。

運動嫌いも運動好きも、家庭内の小動きをもっと活用すべきである。

言葉を変えよう。長寿とは、正の積み重ねで成立する。逆に負の積み重ねが多くなれば短命となる。

若さは何につけても有利である。若さが負の積み重ねの害を消し去ることも少なくない。だが中年になると、当然、若さは失われていく。するとそれまで、若さで覆い隠されていた負の積み重ね部分が表面化する。

さあ、大変。出るわ、出るわ。今までの負の積み重ねが全て表に現れる。

その結果が、生活習慣病であり、老化である。

ここ一番、考え方も生活習慣も改めて、健康長寿の方法を試みよう。

健康長寿の方法と言っても、決して難しいものではない。

良いと思われることを続けるだけでよろしい。必ず嬉しい結果が出てくる。

「動けるが滑らかでない」はロコモ症候群初期

ロコモティブシンドローム（以後、ロコモ症候群と略す）といって、体が滑らかに動かなくなる病的な状態がある。

ロコモ症候群の初期は、「動けるが滑らかでない」であり、それが進行すると、非滑らかさが悪化して、ついには動けなくなる。

滑らかさを欠き、動けなくなったら、どうなるか。これこそ天下の一大事である。

「人間は動物であり、動く物である」どころの騒ぎでなくなる。全身の血液循環が不良となって、体の各部が栄養失調状態に陥ってしまう。

詳しい仕組みは省くとして、これだけはご記憶ねがいたい。

血液は血管を通って全身を駆けめぐる。だが、駆けめぐる原動力は、心臓ポンプの力だけではない。筋肉が動く度に、血管をしごくような作用、ミルキング作用が参加する。つまり、全身の血液は、心臓ポンプと筋肉のミルキング作用の二つの力に後押しされて循環しているのである。

ロコモ症候群が悪化して体が動かなくなると、最初に現れる悲劇こそ全身の血液循環不全であり、各部の栄養失調状態である。

ロコモ症候群かどうかチェックしてみよう

われわれの組織や細胞、さらに筋肉、臓器、器官は、血液によって行われる栄養補給と老廃物除去をされて生活しているのである。

その肝心かなめの全身の血液循環が不全となれば、寿命を越える長寿はたちまちにして吹き飛ばされ、現在を生きることすら非常に難しくなる。

つまり、動くことは生きることなのである。ところが残念無念。人間の筋肉や関節は大変衰えやすい。動きが鈍ると、その衰えはさらに進む。
ここは一番、衰えた筋肉や関節にむち打っても、動かす必要がある。
何も言わずに、まず次のチェックに挑戦していただきたい。
①片足立ちで靴下をはく。
　できれば○　できなければ×
②家の中でつまずいたり、滑ったりする。
しないならば○　するならば×
③階段を上るとき、手すりを必要とする。
必要としないならば○　必要とするならば×
④横断歩道を青信号で渡り切れる。
渡りきれるならば○　きれなければ×
⑤一五分くらいも続けては歩けない。
　歩けるならば○　歩けないならば×
⑥二キロ程度の買い物（1ℓの牛乳パック二個の重さ）をして持ち帰るのが無

理。

無理でなければ◯　無理ならば×

⑦掃除機の使用、布団の上げ下ろしなど、家の中のやや重い仕事が困難である。

困難でないなら◯　困難ならば×

チェックの中で、

×が一つでもあればロコモ症候群の疑い濃厚

×が二つ以上ならば、ロコモ症候群進行中

若さの証拠・滑らかさは訓練次第で何歳からでも可能

筋肉や関節が滑らかに動けば、血液循環はよりスムースになり、全身の臓器、器官、組織、細胞に至るまで、栄養補給と老廃物除去が充分となる。おまけに酸素までが駆けつける。もともと筋肉の滑らかさは、コラーゲンによって作られる。ところが老いるとは恐ろしきかな。

老化は、滑らかさの源であるコラーゲンの構造から、筋肉そのものの構造や血管の構造までも変えてしまう。そうなるとコラーゲンも十分に働けなくなり、筋肉も血管も滑らかさを失い、固くなる。

そして動きもぎごちなくなり、血行も不良となり、老化はさらに進むことになる。

さて、ここで登場するのが、「訓練次第で何歳からでも可能」という一句である。

特に筋肉系、関節系の訓練には全くの年齢不問である。そして実行と継続が付けば、もう恐ろしいものはない。新聞を取る、お茶を受け取るなどの動きが、全て滑らかになり、身のこなしが若返るのである。ここで滑らか動きのコツをご披露しよう。

大きく、ゆっくり、途中で止まらずに動かすことである。

非滑らか動きの代表のパーキンソン氏病の動きを見ると、まさにそれとは逆である。

その動きは、小さく小刻み的であり、それでいて急にトットッと止まりながら、動くのが特徴である。

新聞を取るにも、お茶を受け取るにも、大きく、ゆっくり、途中で止まらずにの動きであれば、滑らか動きも目前となる。

ここまでくれば、寿命を越える長寿も現実の姿として見えてくる。

第6章

肉中心の食事が絶対必要

「食べなければ死ぬ」が大原則

動物は、いや生物は、食べ物がなくなれば必ず死ぬ。これは大原則である。食べることについて、二つの話を思い出す。

その一は、ガン死の問題である。ガン死のほとんどは餓死である。ガンが見つかった。誰でもすぐにガン専門医を受診する。

ガン専門医は、見つけたガンを仔細に調べ、最適な治療法を開始する。ガンが治療にすぐに反応して、縮小、または全滅すれば大変結構。だが、世の中は、そう甘くはない。縮小どころか拡大することもあるだろう。

すると、ガン専門医の心はガン治療のみに集中して、精神面を含めて病人の体全体のことを忘れやすくなりがちだ。ガンは体内という環境の中で生活しているのである。

つまり、その体内環境を制するものこそが、体力なのである。

体力がプラスに転向すれば、ガンは住みにくくなって縮小または全滅する。だがマイナスに転向すれば、ガンは無限に拡大していく。

ガンの病人に最初に現れる症状は、まず、食欲不振である。ガンが進行すると、食べることの重要性は分かっていても、どうにも食べられない。そして徐々に餓死の道をたどる。

Ａ女も同じ道をたどった。膵臓ガンが見つかって、ガン専門医を求めて、まさに東奔西走した。しかし、ガンは縮小しない。食欲は大きく低下してやせ衰え、それこそ骨と皮の状態だった。そんな状態でも、ガン専門医の懸命なガン治療は続く。

そして治療の半ばで、Ａ女は静かに目を閉じたのである。

真の死亡原因は餓死である。もちろん、死亡診断書には餓死とは書かれなかっただろうが。真実は、ガン治療の効果が現れるまで、Ａ女の栄養状態が保てなかったのである。

Ａ女が食べることの重要性を、もっと早く気付いて実行していたならば、ガンとの共生の方法もあっただろうに。思い出しても残念の極みである。

食欲さえ十分ならガンも恐れることはない

その二は、新潟県のB医師の話である。

かなり以前の話だが、新潟県のB医師は五五歳で大腸ガンの手術を受けた。当時は残念ながら手術法も幼稚ならば、抗ガン剤も拙劣であった。特に、抗ガン剤は副作用も強かった。B医師は、食べることの重要性をよく承知していて、それこそ食べては吐き、吐いては食べるという毎日だったそうである。

とにかくB医師は、食事の量と質に徹底的にこだわり食べ続けた。そして当時の術後の生存率は五年と言われた年月を軽く乗り越えて、八五歳までも生き続けたのである。

何より、その生き様が素晴らしい。医療業務はもちろん、多くの研究課題にも挑戦した。特に「疼痛」に関する研究は有名である。これらの二つの話から、食べることの重要性を、少しでもご理解いただければ幸いである。

最悪のガンが見つかっても、食欲さえ十分ならば恐れることはない。ガンを全滅させられなくても、共存という手だてもある。

ガンと共存であろうと、食べることの重要さを理解し、実行すれば、B医師のような見事な生涯もある。

ガンばかりではない。食欲十分ならば体力も十分。体力が十分ならば、ガンとの健康的共生も可能になる。もちろん老化なんぞは、はねのける。

自立度の高い超百歳者には肉食が多い

「粗食健康法」なる言葉を、記憶している方もあるだろう。

美食と粗食。とくに中高年齢者にとって、どちらが健康的なのだろうか。ある時、東京都老人研究所で、百歳以上の自立度の調査をしたことがあった。そして、自立度の高い高齢者と低い高齢者に分けた。調査を進めていくと、奇妙なことに気付いた。

自立度の高い超百歳者は肉食が多く、自立度の低い超百歳者には肉食が少なかったのである。この事実は、従来言われてきた「肉食は諸悪の根源」説や「老人粗食健康法」を完全に覆すものである。

肉食中心のメニューでは脂肪分が多く、高脂血症になりやすい、それに、高齢者は作業量が少ない、おまけに内臓機能も低下している、そんな高齢者に脂肪分が多く消化しにくい高カロリーの肉食を与えても、百害あって一利なし。

理屈としては理解できそうだが、何かが抜けている。見落としている。

それは、高齢者の作業内容である。高齢者といっても、作業量は決して少ないわけではない。高齢者は「老化」という大きな荷物を背負っているのだから、生きているだけで作業量は多くなる。

高齢者疑似体験用具というものがある。特殊眼鏡、荷重チョッキ、膝・肘サポーター、靴底サポーター、耳栓、手袋をつけ杖を持たせる。

例えば、手袋一つにしても、三枚も重ねてみる。まずは、肌にピタッとするゴム手袋、次に白い手袋、最後に手袋の形をしたサポーター。ここまでくると、ほとんど物をつかむ感覚がなくなる。

高齢者とは日常的にそのような状態で生活している。

老人は通常の生活をしているだけで大仕事をこなしている

老人とは、古くなり、弱り切った人間ではない。

「寿命」との最後の大決戦を挑む人間。それが老人なのだ。

同時にまた、老化という大きな負担を背負う人間でもある。

この疑似体験を実際に男性の中高生と二〇代の若者、合計一〇名に、挑戦してもらった。参加員数が少ないので正式な調査にならなかったが、一〇名中九名が一〇分も耐えられず、ギブアップしてしまったのである。

高齢者は音を上げることなく、目に見えない日常的な重装備にも耐えているのである。若い人たちも応援したくなるではないか。

老人が何も仕事をしていないという考え方をする人がおり、その考え方が後に大きな誤解をまき散らし、ついには老人粗食健康法まで生み出した。

老人は仕事をしていないから、粗食で十分だという説だが、高齢者にとってこれほど大きな受難はない。

高齢者疑似体験用具でも分かるとおり、老人は毎日の生活をしているだけで、老化という大きな仕事をこなしているのだ。それだけの仕事をこなすのに粗食で十分とは、受難を越えて悲劇である。

高タンパク質・高カロリーの肉中心食が絶対的に必要

粗食健康法というのは、どうしても合点しがたい。

高齢者には、超百歳の自立度の調査でも分かるとおり、高タンパク質・高カロリーの肉中心食が絶対的に必要なのである。

では、高齢者の粗食を推し進める理論の根拠とは何だろう。まず筆頭に上がるのは、「おかゆ」の存在だろう。人間の病人食は国ごとに決まっているようだ。

わが国ではおかゆ、アメリカではチキンスープなどが一般的である。おかゆが筆頭にあがる理由は、その消化の良さである。少量のお米を長時間かけて柔らかく煮る。

まず、少量のお米という部分に、カロリーの少なさを知るわけである。カロリーが少なければ、消化もラクである。おまけに長時間をかけて煮るとあれば、柔らかさが格段に増加する。非常に柔らかくて消化も、よりラク。まさに病人食にピッタリではないか。

だが、問題が残る。病人は体力消耗の状態にある。一刻一秒を争って、体力の回復を試みなければならない。そのとき求められる食料とは、高カロリーのそれである。高カロリーで消化が良いとくれば最高。

肉類のアルブミンは最も重要な可溶性タンパク質

ここで長寿の素と言われる「アルブミン」について考えたい。

中高齢者の食欲低下は、知らぬ間に進行するという特徴がある。気が付いたときには、すでに栄養失調。よくあるパターンである。

なぜ食欲不振が知らぬ間に起こるのだろうか。食欲不振の初期は、体内に貯蔵されている栄養素を利用するからである。

その順番は、まず糖質、次いで脂肪、タンパク質が利用される。言葉を変えれば、やたらと甘いものを求めるようになったら、食欲不振のサインと言えるだろう。

知らぬ間の食欲不振の危険信号は、意欲の低下が現れる。何をするにも面倒。この面倒が次第に増加していく。面倒の増加の陰には、体力温存の意味も含まれる。

食欲不振で食べない。だから体力も消耗する。消耗した体力を無駄に使いたくない。

無駄に使いたくないから、「面倒だ」を多用する。

そして体力も食欲も低下する。正に悪のスパイラルである。

こうした知らぬ間の食欲不振を改善するものこそ、肉類である。もっと正確に言えば、肉類に含まれるアルブミンというタンパク質である。

アルブミンは、細胞や体液に含まれる、血中で最も重要な可溶性タンパク質の一つでもある。また、血液中で最も量が多いタンパク質である。

「人体はタンパク質の合成品」ともいわれている。だから最多のアルブミンは重要だ、は誤りではないが正しくもない。

注目すべきは、その働きである。

タンパク質は、いうまでもなく、生命維持物質である。アルブミンは生命維持の他に、

(1)物質の保持・運搬

(2) pH緩衝作用
(3)各組織へのアミン酸供給
(4)抗酸化作用
などの働きを持つ。
(1)の働きを生かして、血管内の水保持に活躍する。また、(1)の物質の保持・運搬や(3)の各組織へのアミン酸供給のおまけに、脂肪酸やホルモン、薬物など様々な物質と結合して、必要な部位に運搬する働きもする。
さらに、肝臓で生まれた特権（？）を利用して、肝機能チェックにも活躍する。

つまりアルブミンは単なるタンパク質の役目の他にも、生命維持のために大活躍するのである。

アルブミンは肉類だけに含まれているものではない。かつお、乳汁、卵白などに豊富である。

つまり、中高齢者になったら、老化という大仕事をしているのだから、遠慮することなく山海の珍味やご馳走を食べるべきである。

粗食を続けている人では、老化速度が六四％も速くなるという困った説もある。

高齢者粗食健康法なんぞは、一蹴していただきたい。

特に、長寿栄養素といわれているアルブミンを多く含む肉類には、高齢者になるほど歯が立たなくなりがちだ。だが、あるべきアルブミンが不足しては、長寿どころか、ボケさえも予防できない。ここまで分かれば、肉食も恐るべからず。美味を楽しみながら、長寿の原料でもあるアルブミンをたくさん摂ろうではないか。

真の長寿食は偏食せず、栄養バランスの取れた食事

食事を摂る。即ち、食べることである。同じ食べるならば、寿命を越える長寿に役立つ食品を食べたい。これは、万人の望むところである。

そこで多くの食品の中から、寿命を越える長寿の特定効果のある食品を探してみた。

結果は？　残念ながらゼロである。いや、全くのゼロとは言わない。だが、ゼロに近いことは確かである。考え方を変えると、ゼロで良かったのかも知れない。ご叱責を恐れず、分かりやすく言うならば、こんな具合となる。

再々話しているとおり、寿命を越える長寿を可能とするためには、全身の機能が多岐にわたって働く。その多岐にわたって働く機能を、サポートする食品（栄養）も多岐にわたる必要がある。

幸か不幸か、見つけだした長寿食ばかり食べていたのでは、栄養の偏りが生じる。そして多岐にわたる諸機能の中で、働くものと働かないものとが生まれてしまう。

いわゆる機能の偏りである。ただでさえ体内の臓器や器官には、寿命差がある。たとえば、腎臓は老化しやすく、脳は老化しにくい。こうした寿命差をコントロールしながら、寿命を越える長寿という総合目的のために、突き進むのである。諸機能に偏りが生じたら、体内の寿命差はさらに広がり、長命どころか短命に終わってしまう。

こうして考えていくと、真の長寿食は面白くもないだろうが、偏食のない、栄養バランスの取れた食事に落ち着いてしまう。

偏食のない食事とは、いろいろの栄養素を含んだ食事と解釈される。これならば、多岐にわたる仕事をこなす諸機能も満足するはずである。

幅広い栄養素は、あれも食べる、これも食べるで実現

私は「偏食をしないこと」について、あまり嬉しくない思い出がある。出演していた『おもいッきりテレビ』が華やかなりし頃の話である。番組ディレクターからは、いつも来週のお題が出た。そのとき決まって言われることがあった。

「どんな食べ物が有効ですか。何かよい食べ物がありますか」である。

もちろん私の答えは、「偏食しないこと」。

ディレクターは不満一杯の顔つきで「ただの偏食なしでは、当たり前すぎま

す。第一、テレビの絵になりません。何か食べもので、有効なものを探してください」で終わる。ディレクターの苦悩も分かる。

だが、信念は変えられない。苦悩と信念の争いは翌朝まで続いたこともある。『おもいッきりテレビ』の放映も終わり、振り返って考えてみても、最優秀食はやはり「偏食なし」である。

飽食の現在、よほどの頑固者か、よほどの理由がなければ、栄養不足は考えられない。だが、好みによる栄養の偏りはあるだろう。

好みによる栄養の偏りとは、すなわち偏食である。

誤解やご叱責を恐れずに、分かりやすく説明するならば、たとえば脳。脳の仕事は、恐ろしいほどの広範囲で多岐にわたる。

多岐にわたるならば、その多岐を支えるにも、幅広い栄養素が必要となる。そして幅広い栄養素は、あれも食べる、これも食べるということで実現される。つまりは偏食なしの食事が、賢脳を作るために最も有効な手段となる。

寿命を越える長寿も同じである。長寿は総合体力の結果と言える。そして総合体力は、幅広い栄養素の補給から生まれる。
やはり、偏食なしがもっとも効果的、となるだろう。

肉類に対する誤解

ここで高齢者が肉類を嫌う理由を調べてみよう。

①高齢者が制限する食品

●噛めなくなると、まず制限する食品＝肉類
●噛めても制限する食品＝乳・乳製品
●噛めなくても食べ続ける食品＝緑黄色野菜
●噛めても噛めなくても摂る食品＝砂糖・菓子類

②肉こそ諸悪の根源との誤解

●高齢者の思考的特徴には、「AだからBで、さらにCになる」といった思考の展開性の低下がある。一度信じたら、間違いだと分かっても修正が非

常に難しい。ひとたび肉類は諸悪の根源と信じ込んだら、その修正は非常に難しい。

●動物性蛋白質や脂肪＝これらの食品はコレステロールを増加させるとの思い込み。コレステロール増加は死因にならず、その値が高いほど長命という説もある。

③嫌いではないが噛めないから食べない

●咀嚼力の低下による肉離れ＝低下した咀嚼力は義歯処置で回復するから、咀嚼力を回復して肉の多食が好ましい。

④肉類は消化困難食品の誤解

●肉類は消化困難どころか、多くの蛋白質の中でも易消化ナンバーワン。ここでも、自分の咀嚼力に自信のないことが明らかになる。咀嚼力さえあれば、肉類も食べたいと願う高齢者は少なくない。

最新研究では魚類中心の食事より肉類をおすすめ

最後にもう一点。四〇～五〇歳を超えたら、そろそろ肉食中心、また肉食の多めのメニューを選択すべきである。

東京都総合老人研究所のアドバイスでは、肉食中心の食事をする高齢者には、百歳を越えても自立度が高かったとなっている。

自立度とは、食事の支度や排便の始末など、何でも自分でできることである。自立度が低ければ、介護人や他人の手を借りなくてはならない。

他人の手をわずらわしてまでの長寿は、どう考えても寿命を越える長寿または健康長寿とは言い難い。

多くの人の常識としては、高齢者になるほど魚類中心の食事とするべしとなっているだろう。最近の研究では、事情が一変している。

かつては、魚類こそ長寿食としてもてはやされたが、肉類の中に含まれるアルブミンという蛋白質が、前出のように自立度を高める働きに参加しているらしいことが分かったのである。

肉類中心のメニューというと、コレステロールが心配にもなるだろう。だが、最近の研究では、コレステロール心配無用説まで現れている。

完全無用は問題であるが、コレステロール被害は、高血圧と合体すると発生する例が多い。コレステロール値が心配な方は、かかりつけ医、またはホームドクターとよく相談してもらいたい。

第7章

仕事のための余力を惜しむな

長寿の妙薬は活発な仕事

寿命を越える長寿の最高の妙薬は、何と仕事である。しかも活発な仕事である。では、活発な仕事とは何だろう。簡単に言えば、評価のある仕事である。評価のある仕事とは、報酬のある仕事である。

われわれが仕事を開始する場合、脳内ではどんな仕組みで、どんな進行ぶりを示すのだろう。その説明をする前に、まず、脳内状況を知ってもらいたい。

脳内には五つの重要な場所があり、私は「賢脳五本柱」と呼ぶことにしている。その内容は次の通りである。

①知恵の前頭葉
②欲の視床下部
③やる気の側坐核
④好き嫌いの扁桃核

⑤記憶の海馬

さらに、⑥として「生きるためだけの脳幹」を付け加えることもある。

賢脳五本柱が揃って仕事に向かえば敵無しの状態

さて、賢脳五本柱の存在を知った上で、仕事開始のメカニズムに迫ろう。

仕事が目の前に迫った場合、最初に働き出すのは、④好き嫌いの扁桃核である。最初に「この仕事はオレに向いている」とか、「いや向かない」と、扁桃核が好き嫌いの判定を下す。

その判定には、⑤記憶の海馬も参加して、過去の経験から似たように事象を引っ張り出し比較して、好き嫌いの扁桃核の判定を応援する。

ともかくも好きと決まったら、①の知恵の前頭葉に転送され、義務、打算、義理、人情まで加わって、好きの部分をさらに強化する。

そして、②の欲の視床下部に再転送されて、「好きだけじゃ、ダメだ。どのくらい儲かるのか、どのくらいプラスになるか」と欲の部分を探る。

②の欲の視床下部が満足する程度に儲かれば、次に③のやる気の側坐核が「そんなにうまい話なら、オレもいっちょう参加する」と意欲をみなぎらせる。

こうして五本柱全員の同意を得たところで、再度、①知恵の前頭葉に再度戻されて総合判定が下される。もちろん総合判定の結果は「快信号」である。

一度快信号が出れば、やる気満々で仕事開始と相成る。賢脳五本柱全員が揃って仕事に向かえば、快信号の塊のようになるから、まさに敵無しの状態となる。

だが、不快進行の場合は、話が一変する。

知恵の「前頭葉」さえ決まれば大丈夫

なかには気に入らない仕事もあるだろう。

例えば、三Kのような仕事。まず、④好き嫌いの扁桃核がそっぽを向く。「その仕事は嫌いッ」の情報を流す。

その嫌いの情報は、①知恵の前頭葉に届くが、仕事の内容によっては、嫌いでもゴー信号を出す必要のあるケースもある。こうなると、①知恵の前頭葉の出番である。

義務や責任、打算、経済的理由、さらには人間関係など、いろいろな情報を引きずり出して、④好き嫌いの扁桃核を説得する。

渋々説得には応じた④好き嫌いの扁桃核は、「嫌いだが、仕方がないからイエスとするか」とダダをこねながら、ＯＫのサインを出す。

同様に、②欲の視床下部も渋々のイエス、③やる気の側坐核も渋々のイエスとする。

⑤記憶の海馬も「仕方がないでしょう。過去にも同じ記憶がありましたよ」で、これまた渋々のイエス。

渋々ながらのイエス情報は、①知恵の前頭葉に転送されて、総合的にゴー信号を出すことになる。ゴー信号が出ても、その内容は嫌いであり渋々である。

だから、不快信号となってしまう。渋々の不快信号からの出発だから、仕事も面白くないし意欲も湧かない。

このあたりの事情は、月曜日の朝のサラリーマン諸氏の顔色を見れば理解できる。休み明けでありながら、顔色がさえない、体が重い。屠所に引かれる羊のごとしの不快さそのままでのご出社である。

不快信号だから、気持ちも張り切れないし、仕事の成功率も低下してしまう。

全ては賢脳五本柱の働きなのである。

賢脳五本柱のなかでも、際だっての働きを示すものは、①知恵の前頭葉である。

仕事には義務感、責任感、打算、経済的理由などいろいろあるだろう。だが、①の知恵の前頭葉さえはっきりと決まっていれば、②欲の視床下部も、③やる気の側坐核も、④好き嫌いの扁桃核も、⑤記憶の海馬も説得に充分に応じるのだ。

しかし①の知恵の前頭葉の気持ちがふらふらしていたのでは、説得はもちろん不成功。大渋々でのゴーとなる。ときには、完全拒否もある。

「欲と二人連れ」でこれまた怖いもの無し

賢脳五本柱のなかで、少々やっかいな柱がある。②欲の視床下部である。

こやつはなかなかの強者で、自律神経機能から内分泌機能までを総合的に調節している。その内容は、体温調節中枢、下垂体ホルモンの分泌調節、摂食行動や飲水行動、性行動、睡眠などの本能行動、怒りや不安などの情動行動など広範囲のものまで含まれる。

だから、一度視床下部が奮い立てば、①の知恵の前頭葉が奮い立つ。そして、他の柱も奮い立って総動員の形となる。

俗にいう「欲と二人連れ」となるから、これまた怖いもの無しとなる。

逆に、視床下部がそっぽを向くと、その説得にはかなりの努力が必要となる。①知恵の前頭葉でさえ、手を焼く始末である。

損得を始めとして、義務や責任感、将来出世した時の喜び、さらには妻子などの家族関係から、周囲の人間関係までを、引っぱり出して説得する。

それにしても、欲の威力はすさまじい。「一心岩をも通す」という諺がある。岩を熊と間違え、助かりたいの一心込めて射た矢が、岩をも貫いたという意味である。

欲柱が熱い心で説得に当たれば、賢脳五本柱の残りの柱でも引き下がって、不快信号も快信号に変えることができる。

また、意欲の「欲」は、欲張りの「欲」にも通じる。

ある時、世界の大富豪モルガン氏に、「どうしたらあなたのような大富豪になれますか」と尋ねた新聞記者がいた。「大金持ちになりたいという願望を強く持ち続けること」が、モルガン氏の答えであったそうな。

強い願望を持ち続けると、そのための情報に関して脳は非常に敏感になる。「大金持ちになりたい」という願望が強く長く続けば、そのための情報を拾い集める。

脳はその情報を適材適所的に生かす方法を考える。かくして大金持ちが誕生する。「言うは易し、行うは難し」だが、一度はトライする価値もあるだろう。

ここでは、その気持ちを寿命を越える長寿に向けていただきたい。

寿命を越える長寿の気持ちを長く強く持ち続ければ、それだけで、モルガン氏に負けないハッピーを得ることになる。

「さすがだね、やはり昔取った杵柄だよ」

さて、脳内の仕事のメカニズムが分かったところで、中高齢者の仕事ぶりを見ることにしよう。すでに触れたように脳内では、多くのメカニズムが働くのである。

仕事の仕上がりに評価がないほど、つまらないことはない。脳もつまらない。

そこで造化の神は、脳内に労働系と報酬系の二つの系列を作ろうと考えついた。

この思いつきは素晴らしい。「この仕事をしたから、その報酬をくれ」から始まり、「これだけの仕事をしたから、それだけの報酬をくれ」になり、これが経済はもとより、進化の土台にもつながっていく。

仕事への評価は、金銭という形か、名誉や感謝、褒め言葉など、いずれにしてもわれわれを奮い立たせる妙薬である。

この妙薬は若返り薬ともいえる。脳力系、筋肉系のいずれもが奮い立つのだから、若返りといってもよいだろう。

若返りとは、寿命を越える長生きの過程で生ずる素晴らしい現象である。もし、労働系と報酬系がなかったら、人類は他の動物と同じように、社会も国家も作れなかったに違いない。ところが、さすがの労働系と報酬系の二系列も、中高齢者に当てはめてみると、話がガラリと変わる。

中高齢者の仕事ぶりの特徴は、意欲の低下とそれに続く肉体の運動性の減弱に強く影響される。意欲もない、体が動かないでは、評価ある仕事なんぞはあり得ない。そのくせ、金銭の評価だけは忘れずに要求する。

意欲があっても体が動かなくては、これまた評価は得られない。

やはり、「健全な精神は健全な肉体に宿る」は、年齢不問で発生するのである。

評価ある仕事をしたければ、または自分の仕事を正しく評価されたいならば、意欲と筋力の強化が必要となる。

逆からの考え方もある。少々オーバーな評価を与えることで、意欲や筋力を引き出す方法である。

多少は気に入らなくても「さすがだね、見事な仕上がりだ。やはり昔取った杵柄だよ」と、仕上がりに対して、身に余るほどの言葉のご褒美を与える。

ヒトとは褒め言葉に非常に弱い動物である。「ブタもおだてりゃ、木に登る」。ブタでなくヒトだから、天にまで舞い上がるだろう。かくして、中高齢者も奮起する。

余力を残す装置は、中高齢者ほど強くなる

もともと人間の心身には、年齢不問で力への強いブレーキ装置が備わっている。不思議なことに、この力は加齢とともに大きくなる。

われわれ人類はきわめて弱い動物である。肉を引き裂く鋭い牙もなく、疾風のような逃げ足もなく、一撃で相手を倒すような強力な爪もない。おまけに、筋肉系には強力な疲労作用がある。使い過ぎれば、その疲労回復にはかなりの時間を要する。

動物界の最速ランナーである、豹の仲間のチーターも同じらしい。時速一〇〇キロというから並の速さではない。だがチーターの最大の弱点は持続力の無さである。

時速一〇〇キロの猛スピードで追いかけても、失敗に終われば疲労だけが残る。周囲は猛獣、野獣の世界である。最速ランナーであるチーターだって、のんびりと落ち着いての疲労回復はあり得ない。

呑気にしていたのでは、ライオンの朝飯になってしまう。だからチーターは逃げる餌（他の動物）のスピードに合わせて追いかける。つまり全力失踪にブレーキをかけて、余力を残すのである。

余力を残して、次にくるかも知れない非常事態に備える。

人間には、同じ程度の仕組みか、もっと強いそれが備わっている。われわれ人間は、常に余力を残して、次にくるかもしれない非常事態に備えている。と言うことは、普通の日常生活では、全力疾走や全力投球なんて絶対といってよいほどしない。文字通りの全力疾走したら、電車に間に合ったとしても、電車内でぶっ倒れているだろう。

下手したら、会社に到着しても疲労は回復していないかも知れない。

野球でも同じである。「打った、走った。全力疾走で一塁はセーフ」と、アナウンサーは絶叫する。とんでもない。本当に全力で一塁まで走ったから、いかなる名選手でも、塁上でぶっ倒れているはずである。次の盗塁は絶対に無理である。

この余力を残す装置は中高齢者にもある。いや、中高齢者ほど強くなる。

高齢者は弱者である。自分以外に自分を守ってくれない。だから、力仕事でも、かなりの余力を残す習性が強く残っている。

評価ある仕事のために余力を惜しむな

われわれが重い荷物を持ち上げるとき、「コイツは、やけに重いな」、「なにくそ、負けるか、コンチキショウ」などと、怒声に近い大声を出す。

この怒声に近い大声こそ、脳内の力のブレーキ装置をはずす役目をしている。ブレーキはずしの大声は、お神輿担ぎにも応用されるし、ケンカの時にも使われる。とくにケンカの時の大声は、相手を威嚇するばかりでない。自分の筋力のブレーキをはずすと同時に、脳力のブレーキもはずすのである。

このブレーキをはずす作用は、大声ばかりでない。飲酒もある。酒の上でのケンカは不幸な例だが、殺人に至るほどのケンカになることがある。アルコールが筋肉や脳のブレーキをはずしたため、悲劇が起きやすいからだ。

日本催眠学会からの報告では、脳卒中発作で半身麻痺の患者さんでも、催眠テクニックで力のブレーキをはずすと、健常歩行に近い歩き方をするという。

ならば、評価を得るためには、絶対量は残すとしても、過剰な余力を残すなかれ。特に中高年齢者では、我が身大事のためか、余力を残しすぎる傾向がある。

ここで比較の問題が生じる。我が身安全のために過剰な余力を残すべきか。寿命を越える長寿のために、少々無理をしても余力を使うべきか。

ハムレットでなくても迷うだろう。

私自身の経験を思い合わせると、少々の無理を承知で余力を使うべきである。余力を使い果たしたとしても、寿命を越える長寿が得られれば、その修復は十分に可能である。一方、仕事の不評は後世に汚名を残すばかりでなく、寿命を越える長寿を危うくすることも多い。

中高年齢者よ。前出の通り、余力はタップリとある。何も土木作業のような重労働を強いているわけではない。たとえ強いられても、その余力はあるはずだ。

評価ある仕事を得るためには、余力を惜しむなかれ。

人間とは、何事によらず、精一杯の努力を惜しまぬ動物なのである。

見よ、八〇歳でパソコンも駆使する徳島県・上勝町高齢者による葉っぱビジネス

ご紹介したいのは、四国徳島県の上勝町である。

農村はいま、歯止めのかからない若者の流出、住民の高齢者化、加えてＴＰＰ問題などで、まさに危機に瀕している。

ところが、その危機に瀕している状態を、それも高齢者の努力と一人のアイデアマンによって、ひっくり返した町がある。それが徳島県上勝町である。

日本料理は目で食べるという。つまり、味もさることながら、その飾り付けの見事さがある。旬の食材を使った料理がお皿に丁寧に盛り付けられていく。

その盛りつけをさらに豪華に、さらに美味しく見せる演出も必要だ。

演出の主役は、なんと「つまもの」といわれる葉っぱなのである。「これだッ」と立ち上がった一人のアイデアマン。そして、そのアイデアマンの指示で動く高齢者たち。たちまち木の葉ビジネスは大成功となり、上勝町は大いに潤ったので

ある。

こうした様子をテレビで見ながら、私は二つの点に注目した。

高齢者たちはパソコンを駆使して、注文状態を知る。簡単にパソコンを駆使してと言うが、八〇歳を超えた高齢者にとっては、かなりの難事業だったに違いない。

その難事業も欲と二人連れならば、何とか乗り越えられる。

さらに驚いたのは、葉っぱを集める時の身のこなし方である。高い脚立を肩に担いで、目的の葉っぱのある場所に到達する。脚立を立てて駆け上がる。脚立の上で身を上下左右にくねらせ、ねじり回し、バランスを上手に取りながら、葉っぱを集める。

八〇歳のパソコン駆使にも驚くが、バランスの良い葉っぱ集めのスキルにも驚いた。

これだけの脳力と筋力があれば、寿命を越える長寿は思いのままだろう。

だが、他人の庭を見とれているばかりが能ではない。高齢になると脳力と筋力がともに低下して、仕事の進行ぶりも遅く稚拙になりやすい。

すると、支払い側の満足が得難くなり、「せっかく仕事を回しても、この仕上がりじゃね」と、愚痴をこぼされ、おまけに評価はゼロ近くになってしまう。

「仕事がなくてね」は「工夫がなくてね」

「仕事がなくてね」とこぼす中高齢者は非常に多い。だが、振り返って我が身を見ていただきたい。仕事に耐えうる脳力や体力があるだろうか。

現代のわが国は、「国民総勤労」の時代に変わりつつある。サラリーマンの期待の星（？）である厚生年金も、その受給開始年齢が引き上げられようとしている。六五歳の定年についても、七〇歳まで働ける企業への奨励金助成も行なうように、厚生労働省では真剣に検討し始めている。

となると、かつてのご隠居さまは、今や立派な「七九歳労働戦士」である。ところが、よしッと下帯を締め直して、いざ出陣と意気込んでも、肝心の仕事がない。

徳島県の上勝町のケースは特例であろう。

だが、評価ある仕事とは、ストレートに再就職を目指すことと限らない。給料ゼロでも、評価される仕事はある。小学生の登校下校のガードから、早朝の町内掃除まで、工夫次第で他人様から感謝される仕事はあるものだ。

つまり「仕事がなくてね」とは、「工夫がなくてね」であり、自らの脳力や体力の低下を証明する言葉なのである。

第8章

一〇〇歳まで完璧な頭脳でいるために

①脳内の血液循環量を増やせ

脳を良い畑状態に保とう

寿命を越える長寿、即ち老化防止は、心も身も両方とも老いてはならない。また脳だけが健全であっても、肉体がボロボロでは共倒れになるだろう。逆に肉体だけが健全であっても、ボケてしまえば、やはり共倒れになる。

認知症患者はよく転倒する。逆にすぐに転ぶようならば、脳機能をチェックする必要がある。要するに脳と肉体は車の両輪なのである。

と言いながら、やはり脳は全身の総司令部である。体の部分に異変が起きても、その情報はすぐに脳に送られる。総司令部の脳は、すぐにその異変情報をキャッチして、異変の大きさ、深さを知って適切な処置指令をする。脳ならではの働きである。

では、総司令部の脳を、いかに鍛えて、いかに寿命を越える長寿を可能とさせるか。

方法はただ一つ。脳を良い畑状態にしておくことである。

脳を良い畑にする三つの現象

脳は、この世でもっとも精密な機械である。それだけに壊れやすいという弱点も持っている。壊れては困る。

だから、弱点をカバーするために、「脳血液関門」という関所を設けて、不純物や毒物の侵入を防いでいる。それによって、脳は健全に働くのである。

だが、脳も老化する。脳が老化という、それまでと違った状態になると、若い頃とは違った現象が発生する。その違った現象は三つある。

①脳内の血液循環量

②脳内のブドウ糖の消費量

③脳内での酸素消費量

これら三つの現象の低下カーブは、記憶力の低下のカーブと全く一致しており、加齢と共に低下する。ご存知のように、記憶力は脳力の指針である。記憶力が低下すれば脳力も低下する。だから、三つの低下カーブを観察していれば、脳力の低下や老化ぶりが分かるのである。

この三つの現象こそ、脳を良い畑にする条件なのである。

では、三つの現象の内容をお話ししよう。

脳内の栄養補給を充分にする

三つの現象の中で、脳内の血液循環量は、最も重要である。われわれ人間は、食べ物がなくては生きられない。食べ物なしでは生きられない原理原則は細胞単位でも同じである。

人間の脳神経細胞の正確な数は不明だが、大脳皮質（脳の一番外側）の一部の細胞数を丹念に数えた後に、大脳皮質の面積を倍数するという大雑把な計算がある。

それによると、人間の脳の大脳皮質の神経細胞の数は、およそ一〇〇億から一八〇億くらいだろうと推定されている。

だが、その一〇〇億から一八〇億という数字にも注釈がある。実際の神経細胞は約一〇％であり、残りは「グリア細胞」という細胞である。

グリア細胞は、もっぱら神経細胞に栄養補給のために働き、その他として、情報伝達速度の向上などの働きもこなしている。

すると、記憶力とか、思考力とか、行動力とかで、脳神経細胞として実際に働くのは約一〇％だと言いたいところだが、実際にはもっと少ない。

われわれ凡人の脳内では、一〇〇億から一八〇億の脳神経細胞の、やっと四％を働かせているにすぎないらしい。ちなみに、天才さんたちは約七％ほどだという。つまり、たった約三％が凡人と天才の差なのである。

では、三％の差とは、いかなる意味を持つのだろうか。栄養補給の差である。

「天才は一〇%の天性と九〇%の努力」と言う。

そして、九〇%の努力こそ、一〇%の神経細胞対九〇%のグリア細胞という比率に相当する。

グリア細胞の主たる仕事は、神経細胞への栄養補給である。つまり脳内の細胞のほとんどが栄養補給のために働き、わずか一〇%の神経細胞が結果を出しているのだ。

逆に考えれば、結果を出すためには、脳内細胞のほとんどが、栄養補給という仕事だけに従事しなくてはならないのである。

私は考える。天才と凡人の差とは、栄養補給のそれである。栄養さえ充分ならば、あなただって天才になれる。

それほど栄養補給には、大きな力が潜んでいる。栄養補給の偉大さも分かるはずである。

豊富なブドウ糖の補給が絶対に欠かせない

残念ながら、脳の血管循環量は加齢とともに減少する。そしてボケる。ボケれば、脳にも全身にも、寿命を越える長寿はなくなるのである。

脳循環量は、その他にも大きな問題を含んでいる。ブドウ糖の消費量が脳循環と大きく絡んでいる。

脳は大食いだが、非常に偏食家である。脳はブドウ糖だけを、ただ一つのエネルギーとして取り入れる。ブドウ糖以外の物質には、いくら豊富なカロリーや栄養を含んでいても目もくれない。

だから、脳を活発に働かせるためには、豊富なブドウ糖の補給が絶対に欠かせない。

脳内での酸素消費が減少すればボケ地獄に落ち込む

酸素の消費量も同じ理屈である。われわれ人間は、酸素を吸い込んで二酸化炭素（CO_2）を放出する。このメカニズムは、一般細胞でも、脳神経細胞でも同じである。

では、何が②のブドウ糖や③の酸素を運んでくれるのだろうか。

血液である。循環である。脳循環が減少すれば②のブドウ糖や③の酸素を運べなくなるから、エネルギーの補給が減少する。

ただ一つのエネルギーであるブドウ糖も、生きるための酸素も減少するのである。

したがって、①脳内の血液循環量、②脳内のブドウ糖の消費量、③脳内での酸素消費量の全部が減少すれば、脳はたちまち干あがって、ボケ地獄に落ち込むことになる。そうなったら最後、寿命を越える長寿は絶対に有り得ないのである。

認知症症状と脳血液循環量の減少は平行関係にある

その証拠をお目にかけよう。

東北大学加齢研究所からの報告を見る。その内容はご存知のＭＲＩ検査をさらに高度化したＳＰＥＣＴという検査法で、脳内循環を仔細に調べたものである。

その結果、脳内各部の細かな循環量（血流量）までが分かったのである。

各部位　血液循環量

前頭葉　四三・七±八・三ml／一〇〇ｇ／min

頭頂葉　四六・八±九・三ml／一〇〇ｇ／min

後頭葉　四四・三±七・三ml／一〇〇ｇ／min

側頭葉　四四・四±八・七ml／一〇〇ｇ／min

大脳皮質領域全体の平均血液循環量（血流量）

四四・八ml／一〇〇ｇ／min　（「核医学」三三号　一九九六）

この結果を基に、東北大学加齢研究所はさらに研究を進め、認知症症状と脳血液循環量の減少が平行関係にあることも突き止めた。

脳は常に四四・八ml／一〇〇g／minの血液量が届かなければ正常に働けない。

研究はさらに進んで、わずかな変化、ちょっとした物忘れ、ちょっとした思い違い、ちょっとした体動揺（ふらふらする）などの細かなことにも、脳血液循環量の減少が深く絡んでいることが分かった次第である。

こうしてみると、脳血液循環量の減少カーブが、記憶力の減少カーブとほぼ一致することも理解できるだろう。脳循環量が減れば、記憶力を中心とした全脳パワーは確実に低下することも分かる。

記憶力は脳パワーの指数である。記憶力が低下するということは、脳パワーが減少することであり、総司令部の資格を失うことである。何より、寿命を越える長寿のチャンスを失うことが恐ろしい。

◎「良い畑」と「覚えよう」との意欲で記憶力は必ず向上する

「脳の良い畑理論」は、私が長い医療経験に基づいて考え出したものである。しかも実行と継続は決して難しくない。日常の生活行動を基本としているので容易なのである。

脳循環は偉大である。脳が最も必要とするブドウ糖や酸素などを全て補給する。そして脳はたくましく生きることを支えている。

その内容は、大脳皮質領域全体の平均血液循環量（血流量）四四・八ml／一〇〇g／minという血液量を常に補給することである。

脳内では、常に毎分約四五ccの血液が循環している。だが、約四五ccの循環量では正常に働けるとしても、老化にあえぐ脳を救うことはできないだろう。

まして寿命を越える長寿は無理となる。では、どうするか。

だからこそ、脳の良い畑理論が必要となるのである。

理論の分かったところで、脳の良い畑理論の実際に移ろう。理解を容易にするために、実際の畑の様子を見ることにする。

実際の良い畑では、種を蒔けば、必ず良い収穫が得られる。

悪い畑であれば、どんなに良い種を蒔いても良い収穫は得られない。

次に、脳の良い畑状態を見る。

脳が良い畑の状態ならば、情報のほとんどを記憶し上手に処理できる。

脳が良い畑状態であれば、悪しき情報はすぐに廃棄処分される。

脳が悪い畑の状態であれば、どんなに良い情報も役に立たない。

こうしてみると、脳が良い畑状態であると、実際の畑よりさらに進んだ結果をもたらすことが分かる。

これまでにも多くの人が記憶力に挑戦してきた。そしてその訓練に励んできた。では、その効果はいかがであったろう。ご存知の通り、あまりぱっとした結果が得られていない。その理由は脳の良い畑理論にある。

まず、脳を良い畑状態にしておく。そして、記憶訓練を始める。良い畑脳だけに訓練効果はめざましい。

良い畑理論には、もう一つプラスαが必要である。それは「記憶しよう、覚えよう」の意欲である。

「覚えよう」の意欲がないと、いかに良い畑でも、嵐のような悪天候に見舞われたと同じで、やはり効果が上がりにくい。

「良い畑」と「覚えよう」の意欲。この順序に従えば、記憶力は必ず向上する。

②咀嚼回数を増やせ

◎咀嚼回数を増やせば、脳の血液循環量は増える

脳の良い畑作りについて、具体的な方法に移ろう。

脳血液循環を増加させるもっとも簡単で効果的な方法は、よく噛むことである。良き咀嚼である。ここで日本顎咬合学会所属の窪田裕一歯科医師にご登場を願おう。

窪田裕一歯科医師のお話によれば、咀嚼による脳血液循環量は次の通りである。

特別な訓練を積んでいない普通の成人の場合、心臓が一回の収縮で送り出す血液の量（一回拍出量）は、およそ七〇ccと言われている。

また、一回噛みしめれば、脳の血液循環系に約三・五ccの血液が送り込まれ、脳の血液循環量は三〇〜五〇％増える。

歯根付近にある歯根膜と翼突筋静脈叢の共同作業で、通常成人心臓の一回拍出量の１―20に当たる量の血液を送り出している。まさに「咀嚼ポンプ」の名にふさわしい。

つまり、東北大学発表の毎分約四五ccの血液循環で不足ならば、よく噛むことによって増加して、寿命を越える長寿を目指す。

さらに「よく噛む」が増えれば、脳の血液循環量は三〇％から四〇％へ、さらに五〇％へと、夢が大きくふくらんでいく。

だが、三〇～五〇％の大増加には、咀嚼回数と歯の状態も考える必要がある。繰り返しになるが、現在のわが国は、かつてなかった軟食時代に突入している。もちろん軟食には、短時間で大量の栄養素を入手できるという大きな利点がある。その利点のおかげか、現在のヤングはかなりの長身になった。

短時間で大量の栄養素を取り入れて長身になれば、それだけでも大成功。だが、ただ長身だけで中身が空なら、ウドの大木どころか、細長く成長したひょろ木にすぎない。そこで、長身に充分な咀嚼回数をプラスすれば、万事解決である。

中高齢者ならば、寿命を越える長寿にも手が届く。

脳循環量は噛む度に増える

現在わが国の平均咀嚼回数は一食当たり六二〇回である。そして食事の要する時間はたったの一一分である。この低咀嚼回数と短時間食事の傾向は、今後さらに進むと考えられる。

六二〇回と一一分。一体、この数字には、どんな意味が込められているのだろうか。

六二〇回と一一分とは、わが国始まって以来の少ない咀嚼回数と短い食事時間を示している。ということは、高齢者はボケやすく、若者はおバカになりやすい時代なのである。ここで、もう一度、窪田裕一歯科医師にご登場願おう。

窪田医師によると、歯は歯根膜という薄いクッションに包まれて、骨の中に植え込まれたような形になっているという。

そして、強く噛むと約三〇ミクロンも顎の骨の中に沈み込むそうである。

では、約三〇ミクロンの沈下は、何を意味しているのか。

三〇ミクロンの沈下こそ、咀嚼ポンプの原動力なのである。

咀嚼時には、噛むと離すが交互に起きるため、歯根膜の中にある血管が三〇ミクロンの沈下圧力で、一種のポンプ作用を生じ、血液を送り出す。

送り出された血液は、いったん顎の関節の内外にある筋肉の間にある血管の網のような部分に入る。そして、今度は噛む度に関節の内外にある筋肉が伸び縮みして、血管の網状の組織にポンプ作用が発生する。

つまり血液は、歯根膜の小型ポンプと顎の関節近くにある大型ポンプの二本立てで、送り出されるわけである。脳循環量は、噛む度に増えることもお分かりになるだろう。

咀嚼に関しては、四章ですでに細かく説明したので、ここでは省くことにする。

③ブドウ糖というエネルギーに注目

食事回数と脳の活躍度は平行している

一日二食か、三食か。以前から論争の的であった。そして脳派と胃腸派の二派に分かれる。脳派の人たちは三食を取り、胃腸派の人たちは二食を取ることが多い。

一日三食の食事習慣は古くない。約二〇〇年前というから、江戸時代の中期頃から現れたのであろうか。それまでの食事は、ほぼ一日二食。

もっと以前の狩猟時代は、獲物の捕れたときが食事タイム。だから獲物が捕れなければ、一日一食もあっただろうし、一日ゼロ食ということもあったのである。

ここで注目すべきは、どうして一日ゼロ食から一日三食になったのかという点である。単なる食欲や獲物の問題だけではないらしい。

脳に多くの機能が求められたからである。

農業が発達することによって、食料が常時作られ、備蓄も可能となったが、それだけでは、説明不足。三食以前の江戸時代前期でも貧しいながら「間食」という習慣もあった。

いろいろな条件を考え合わせると、脳の使用量が増加したからだと推定される。縄文時代は、その以前とほぼ同じ狩猟生活であったから、一日ゼロ食もあったはずである。だが、弥生時代になると稲作技術をもった集団が登場しており、食糧事情はわずかながらも好転してきた。

時代を追うことに、食糧事情は好転して、江戸時代初期には間食も生まれている。一日二食では、どうしても空腹になる。その空腹を紛らわすために、間食が生まれた。だが、江戸時代中期になると、間食が昇格して食事として扱われ始め、ここで一日三食が誕生した。

これらの過程をよく見ると、食事回数と脳の活躍度が平行していることが分かる。

ブドウ糖は脳の唯一無二のエネルギーである

江戸時代に入ると合戦時代も終わり、武術の時代から文字とソロバンの時代へと移行する。合戦時代は総指揮官や参謀が脳を使う。

兵卒は肉体を使い、脳を余り使わない。文字とソロバンの時代では、各自が脳を使う場面が増えてくる。

脳パワーの優劣が、成功不成功の鍵を握る時代になったわけである。

江戸中期であろうと、脳の大食いは変わらない。貧しくとも、しっかりと三食を食べたヤツは成功し、食べないヤツは不成功。こんな図柄が見え始めると、われもわれもと三食主義に早変わり。このあたりから「腹が減っては戦ができない」という言葉が生まれたのであろうか。

成人の脳は体重の二%くらいしかないのに、消費利用するエネルギーは体全体の約二〇%である。そして、脳はエネルギーとして、ブドウ糖を利用する。脳の一日当たりのブドウ糖消費量は約一二〇ｇ。

ブドウ糖は、脳の唯一無二のエネルギーである。

ということは、脳には一日当たり最低でも一二〇ｇのブドウ糖を送り込む必要がある。送り込まなければ脳力は大低下し成功はもちろんないし、寿命を越える長寿もない。

大阪大学名誉教授であられた中川八郎医学博士著の『脳の栄養』によると、こんな具合になる。

一日の脳の活躍を五〇〇カロリーと計算すると、仕事量としては二〇～二五ワットになる。

このあたりを分かりやすく言えば、脳の電灯的な仕事は、ホテルの大シャンデリヤには負けるが、ＬＥＤ以前の懐中電灯よりずっと明るく、氏の解説によれば、部屋の隅々までも明るくするほどだという。

一方、血液中のブドウ糖の量は多めに見積もっても五ｇ程度。五ｇ程度のブドウ糖量は一時間もすればなくなってしまう。それでは困る。

だが脳にはブドウ糖（エネルギー）の貯蔵庫がない。ならばブドウ糖を貯蓄型のグリコーゲンに変えて、肝臓に貯蔵しようとなったわけである。

朝寝ぼけがちの人は、脳内・肝臓内のエネルギーゼロ状態

成人では一回の食事で、肝臓内に最大限六〇gくらいのグリコーゲンを貯めることができる。他に筋肉や他の臓器にも蓄えることができる。

ところが、これらのグリコーゲンは、筋肉や他の臓器専用に使われるだけで、脳が「いざ鎌倉」の一大事の時にはあまり役に立たない。

一方、ブドウ糖の使用臓器は、脳以外にも腎臓や筋肉などで大量に使われる。

こんな理由を考えてみると、何もせずに静止しているだけでも、最低一日四〇g不足するという。

脳は睡眠中にも働いている。睡眠中は身体のエネルギー量は二〇％くらい減るが、脳自身はほとんど休まない。従ってエネルギーの消費利用量も変わらない。

夕食に満腹食べて、肝臓内にグリコーゲンを貯め込む。だが翌朝、正確には一二時間も経過すると、睡眠中にも働く脳だけでも六〇gを消費する。前の晩に溜め込んだ肝臓内のグリゴーゲンはほぼゼロ。朝はまるで弱いとか、朝は寝ぼけタイムと称している人の脳は、脳内にも肝臓内にも、エネルギーがゼロの状態なのである。（『頭のよしあしは食事で決まる』中川八郎氏の要約より）

おまけに男性の多くは、日が暮れると「赤提灯将軍」「ネオン大将」である。あっちで一杯、こっちで二杯。肝臓はアルコール分解で多忙である。とてもグリコーゲン貯蔵までに手が回らない。では、どうするのか。

巨大量を誇る皮下脂肪からブドウ糖は合成できない

こんな時に颯爽と登場するのが、「糖新生」というシステムである。

人体には膨大な量のエネルギーが皮下脂肪に蓄えられている。皮下脂肪の巨大さはご存知の通りである。確かに皮下脂肪の中には、巨大量のエネルギーを溜め込んでいるが、困ったことが一つある。

それは、脂肪からブドウ糖が合成できないことはないが、非常にやっかいなことだということである。

外部からの補給なしでも、体内にブドウ糖は作れる。いわゆる「糖新生」だ。そして「糖新生」は肝臓内で行われる。

肝臓でアミノ酸（タンパク質）とグリセロール（脂質）を材料として、ブドウ糖をつくるのである。

まず筋肉から蛋白質を引っ張ってくる。次に脂肪細胞からグリセロールを連れてくる。この両者を二段構えとして、糖質（ブドウ糖）を作り出す。

糖新生は肝臓ばかりでなく、腎臓でも行われている。

一見すると、糖新生はきわめて便利。だが、欠点がないわけでもない。糖新生で糖を生み出すには、何回もの化学反応が必要になる。つまり糖を生み出すまでに、手間暇がかかるのだ。

それに比して、食事と一緒に取り込まれる糖は、ストレートにブドウ糖になる。だから急ぎのブドウ糖補給には最適の方法である。

巨大量の皮下脂肪から大量のブドウ糖に合成されれば、寿命を超える長寿も簡単に可能となる。

われわれの体内の三大栄養素とは、糖質、脂肪、蛋白質である。

ブドウ糖は、脂肪から合成されにくい。合成されにくいならば、糖新生の二段構えを利用して、三大栄養素の一員であるタンパク質の最小単位であるアミノ酸を連れてきてブドウ糖を合成しようと、合成工場である肝臓は考えた。

糖新生の始まりである。糖新生はまことに結構。だが、前夜の肝臓の活躍ぶり（？）を考えていただきたい。

せっかくためこんだブドウ糖もスッカラカンの空財布的に使い果たしているのである。つまり、朝の脳にも肝臓にもエネルギーはほぼゼロなのである。

肝臓はともかく、脳がエネルギーゼロでは仕事が始まらない。そこで脳は肝臓に「何とかしてくれ」と頼み込む。肝臓は渋々ながら一肌脱いで、糖新生を始める。

といっても、多忙の朝である。おまけに、肝臓の糖新生は、いわば裏技である。裏技では、肝臓が精一杯に働いても、時間的にも量的にも間に合わない。

脳のエネルギーゼロ状態を救うのが朝食

エネルギーゼロの哀れな脳のためにも、糖新生のために精一杯に働く健気な肝臓のためにも、何か良い方法はないのだろうか。

この時、救いの神として登場するのが、朝食である。必要量以上のブドウ糖をひっさげて、枯渇した脳や肝臓を満杯にする。そして食べたご当人は満足一杯でご出社やご登校。

ここで気になる一句あり。なぜ「必要量以上のブドウ糖をひっさげて」と、断りを入れる必要があるのだろうか。お答えしよう。

脳は非常にわがままな器官である。ブドウ糖は欲しい。だが、そのサービス如何では、欲しくても取り込まないことがある。

そのサービスとは、やや多めがお好みなのである。一〇〇ccの血液中に一〇〇㎎前後あたりが、もっとも脳が取り込みやすい量だという。それ以上でも以下でも、脳の取り込み率は低下する。

とすると、どうしても、「必要量以上のブドウ糖をひっさげて」の一句を書く必要が生ずるわけである。

早朝の胃袋はまだ眠っている。だから、何となく食欲が湧かない。食欲があまりないから、朝食を軽くする人が増えている。とんでもない間違いである。

朝の低食欲に関しては、二つの理由がある。

その一は、口・胃腸などの消化器が覚醒していないための現象である。いくら大食いな胃袋でも、眠っていては、食欲が起こらない。

こんなタイプの人は、早めの定刻起床の設定をお勧めする。早めに目覚めれば、朝食までに時間的余裕があるから、消化器がはっきりと目覚めることができる。

さらに、消化器全体が朝食に対する用意もできる。

消化器全体の朝食に対する用意とは、胃の蠕動運動だったり、胃液の分泌活動だったりする。

④早寝、早起き、正しい生活リズム

早めの定刻起床は、問題の一切を解消する

寝ぼけたままの胃腸では、消化のための胃液の分泌も不足しているし、食物を混ぜ合わせる蠕動運動も不足しているのである。これでは食欲も起こらない。

まず、早めの定刻起床である。定刻起床は、こうした問題の一切を解消してくれる。

早めの起床ならば、朝食までの時間的余裕が生まれる。また定刻起床であれば、毎日に同じ時間帯に分泌や蠕動運動が開始され、胃腸としては随分とラクになる。

こうして背景がしっかりと整えば、朝の食欲も自然に湧いてくる。

その二は、前夜の食べ物の影響である。

ご存知の通り、胃袋には入り口（噴門）と出口（幽門）がある。そして胃袋の中には、金属のスプーンさえ溶かすほどの強力な塩酸が蓄えられている。

朝に食欲のない人を調べてみると、その八〇%が朝の胸焼け症状に苦しんでいるという。胸焼け症状があるから朝食の食欲が湧かない。

ここまで来れば、なぜ朝に胸焼け症状が起きるのかの原因を調べる必要がある。その原因は、前夜の食べ物にあることが多い。前夜に脂肪一杯の食べ物を摂取すると、胃の入り口（噴門）が緩んで、塩酸が食道に漏れ出す。

胃袋の入り口（噴門）は巾着のような構造になっている。巾着の口のヒモがしっかりと締まっていれば、塩酸は漏れ出さない。だが、前夜に脂肪食を摂りすぎると、噴門巾着の口が緩みがちになる。その隙間から塩酸が漏れ出して、胸焼け症状を作り出し、朝食の食欲を殺しているのである。

前夜の脂肪過多食は、意外な場面で登場する。受験生の夜食である。

親としては、少しでも栄養を付けて、受験勉強に励んで欲しいと願う。そして、栄養タップリ、脂肪タップリの夜食を用意する。

その結果、翌朝は食道の胸焼け症状に苦しむことになる。

ここで問題となるのは、翌朝である。入学試験のほとんどは午前中から行われる。私の知る限りでは、夜の入試は聞いたこともない。

つまり、受験成功のカギは朝の好不調にある。

そんな大切な朝に、胸焼け症状で苦しんでいたのでは、受験成功も難しくなる。

会社勤めも同じである。もともと午前中は緊張タイムである。緊張タイムだからこそ、朝礼があり訓話もあり、重要会議も開かれる。

特に重要会議での応答は、出世成功の糸口でもある。そんな重要会議の最中に胸焼け症状で苦しんでいる姿は、上司の目にはいかに映るだろう。「やはり、コイツはダメだ。月給泥棒だ」となって、せっかくのチャンスを逃すことになる。

こうした意味合いからも、夜食・朝食はきわめて重要である。

朝の食欲がない人は、早めの定刻起床か、前夜の脂肪過多食に注意されたい。

とにもかくにも、朝食はしっかりと食べることである。

朝の軽食も許されない。しっかり朝食がないと、脳のブドウ糖の取り込み率が低下して、思ったほどに仕事が進まない。

そして寿命を越える長寿はドンドンと遠ざかってしまう。

一日三度の食事には、ブドウ糖の補給ばかりでなく、別の意味もある。

この世の生物は、全てリズムで生活している。

われわれ人間は昼間働いて夜休むという、昼行性リズムで生活する動物である。簡単に言えば、昼間の緊張と夜の休息。もっと簡単に言えば、昼間の山と夜の谷。そして昼間の山が高いほど、夜の谷は深くなる。

熟睡は働き者のご褒美、不眠は怠け者の罰

昼間の山と夜の谷の関係を突き詰めていくと、「熟睡は働き者のご褒美、不眠は怠け者の罰」となる。これが私の持論である。うつ病やその他の睡眠障害の疾

患を持つ方には、ことが酷すぎるのでご寛容に願いたい。

さて、こうした昼間の山と夜の谷の描くカーブを「概日リズム」、また「生活リズム」とか「活動リズム」と言う。

ここでは、簡単に「活動リズム」と呼ぼう。

正しい活動リズムこそ、寿命を越える長寿への早道

活動リズムがしっかりと描かれていれば、脳も肉体もしっかりと働いている。そして心身共の健康を意味する。何より寿命を越える長寿への早道である。

嫌なニュースだが、最近高年齢者の孤独死が増えている。孤独死を調べていくと、どうも活動リズムの破壊にぶつかってしまう。

孤独とは、見方を変えれば、自由気ままな生活である。自由気ままが過ぎて、三度の食事も定刻に取らなくなる。「まだ、おなかが空いていないから」と、三度の食事が二度となり一度となり、ついにはゼロになることもある。

伴侶、つまり相方がいると、事情は一変する。自分は空腹でなくても、相手には食べさせなくてはならない。

また親しき仲の礼儀として、「食事は一緒に食べよう」もあるだろう。犬猿の間柄でも、「食事は一緒のほうが経済的だし、後片付けもラクだ」となって、三度の食事が守られる。

目にこそ見えないが、自由気ままの被害は大きい。昼間の山とか夜の谷は、いつしか平坦に変わってしまう。一日が平坦になると、脳や内臓はいつ働けばよいのか分からなくなる。つまり、働きたくても働けない状態になってしまうのである。

こうなると、まさに多機能不全症と同じで、生命活動すら危うくなる。こうした状態が長く続けば、間違いなく孤独死となる。

自由気ままな平坦でなくても、不健康な人の生活リズムを見ると、昼間の山はせいぜい丘、中には丘にさえも行き着かない出っ張り程度の高さ。夜の谷も、谷どころか溝程度の浅さになっている。これでは、昼間の緊張もなければ、夜の熟睡もない。

さらに進むと、認知症特有の昼夜逆転となって、介護人を泣かせる症状となる。昼の丘、夜の溝のような生活リズムでは、脳機能も肉体機能も大低下で、寿命を越える長寿も有り得ない。

ここが肝心。正しい活動リズムこそ寿命を越える長寿への早道であり、不正な生活リズムは寿命を越える長寿を遠ざける。

寿命を越える長寿成功への道筋は、必ずしも真っすぐでもないし、穏やかでもない。曲がりあり落ち込みあり。その都度のダメージをいかに上手にコントロールできるか否かが、成功不成功の分かれ道となる。

活動リズムが好調ならば、ダメージもなんなく乗り越えられる。その被害を最小の被害に止めて、スムースに乗り越えられる。

⑤正しい姿勢で酸素を十分取り込め

大量の酸素取り入れには、立位の良い姿勢作りが第一

五億年前の地球上は、大変な低酸素時代であったそうな。現在の1/2か1/3程度の薄い酸素状態だったのである。

では、われわれ人間は、いや哺乳類は、いかにして低酸素時代を乗り越えたのであろうか。

ご存知のように、肺の入れ物である胸郭は肋骨によって、鳥かご状に取り囲まれている。これ以上広げることは無理。

そこで胸郭を水平方向でなく、上下方向に広げる努力をした。

つまり、肋骨下部を取り払って、横隔膜の上下運動の幅を広げたのである。

肋骨下部が残っている哺乳類の化石は、まだ発見されていない。いわばミッシ

ングリングにもかかわらず、現在では「そうだ」と推定されている。

胸郭を上下に広げて、大量の酸素を取り入れるためには、拡大胸郭を維持できる姿勢、つまり立位の良い姿勢作りが第一となる。

だがこの良い姿勢作りが非常に難しい。方法が難しいのでなく、何をもって良い姿勢とするかの基準の決定が難しいのである。

戦前の帝國陸軍や海軍には「不動の姿勢」なるものがあった。当時の中学校の教練教科書をひもとくと、つぎのように書かれてある。

「不動の姿勢は、内に気力充実し、外厳粛端正ならざるべからず」。

簡単に言えば、「中身は元気いっぱいで、外見はカッコイイ」となる。

言葉の上では、こうなるが、実行となると、これまた難しい。

姿勢の研究者にたずねても見た。だが、分かりやすい解説は得られなかった。

困ったあげく、学生諸君に協力を願って、筋電計の導子を体中に貼り付け、「こうして立ってみろ、ああして立ってみろ」と、小うるさい注文を百出してみた。

それで分かったことは、案外と易しいものであった。

視線を正しく前方に向け、自然体で立つ

良い姿勢の作りの基本は次のごとし。

まず、自然体で立つ。このとき、背筋を伸ばす必要もなければ、胸を張る必要もない。ただの自然体で立つことである。視線は下方でなく、正しく前方に向ける。

そのままの体形で、体重を軽くつま先に移動させる。たったこれだけ。つま先に軽く体重を移動させると、骨盤がやや前傾する。その上に背骨が載るわけだが、ここで解説が必要となる。

背骨はまっすぐな骨性の柱ではない。側面から見るとS字状に弯曲している。弯曲の存在理由は、足からのステップショックを吸収するためである。

このS字状の弯曲がないと、歩く度に金槌でたたかれるような強いショックが、脳に伝わることになる。

いかに石頭でも、歩く度に金槌で叩かれてはたまらない。早々とボケることが多い。頭部打撲は認知症の隠れ原因の第一位にあるからだ。ショックプルーフの弯曲は「生理的弯曲」とも呼ばれ、背骨学としてはなくてならない存在である。

S字状弯曲を少し細かく説明する。背骨は三つの弯曲から成り立っている。上から、頸椎の前方弯曲、胸椎の後方弯曲、腰椎の前方弯曲である。

老化とは恐ろしい。三つの弯曲が生理的に役立っているのも若い頃だけ。老いてくると、それぞれの弯曲が強くなりすぎて、老人の亀背（または円背）が始まる。

正しい姿勢で深呼吸し、大量の酸素を取り込め

高齢者の背中が丸くなるのも、度の過ぎたS字状弯曲の結果といえる。念のために付け加えておく。背骨は一本の骨に非ず。椎骨という短い骨が積み重なった状態で柱を作っている。もっと分かりやすくいえば、ドーナッツを重ね

たような柱、と思えばよろしい。

そして各椎骨の間には椎骨関節がある。この椎骨関節が椎骨後方を固定している。

ひとたびこの関節が固まると、さあ大変。背骨が固まり曲がり、なかなか真っ直ぐには戻らない。時には手術が必要なこともある。

何より老人の腰曲がりは、老いを見せつける体形でもある。

「体形は心の容器」である。老いて腰が曲がったスタイルでは、生理年齢が何歳であろうと、中身が老いてしまう。

最近の家庭では、姿見という全身用の鏡が姿を消している。ウインドーや会社のトイレの大型の鏡を見て、自分の姿勢を正してもらいたい。

こうして姿勢が正しくなったところで、深呼吸をしてみよう。

この場合の深呼吸は、大量の酸素を取り入れることが目的だから、吸うことから始めても、吐くことから始めてもよろしい。

蛇足かも知れないが付け加えると、ヨガや座禅の深呼吸は方法が少し違う。最初に息を吐いて吐いて吐き続ける。すると、肺の酸素がなくなり、息苦しくなる。ここがねらい目である。息苦しくなると、脳内では、セロトニンという元気ホルモンが分泌される。この元気ホルモンが身も心も一新させて、元気を蘇らせる。だから、ヨガや座禅の深呼吸では、息苦しくなるまで吐き、息苦しくなるまで吸い続けることがコツとなる。

息苦しくなって、初めてセロトニンという応援が駆けつけるからである。ヨガや座禅の呼吸法の真の目的とは、セロトニンを得ることなのかもしれない。

座る姿勢は、大型の座布団を二つ折りして

座る姿勢も問題である。やはり良い姿勢で座ってもらいたい。そのためには、まず良い姿勢で立ち、そのまま座ればよろしい。

しかし立ち姿勢も難しいが、座り姿勢はなお難しい。座り姿勢は休息の姿勢である。休息が過度になると、良い姿勢を作ろうという努力も消えてしまう。

最近、ひょんなことに気がついた。土俵下の力士の待ち姿である。大型の座布団を二つ折りしたものを、お尻の後半におく。その上に座るからやや前のめりの姿勢になる。つまり骨盤がやや前下がりとなって、背骨は安定して骨盤の上に乗ることになる。

毎日の生活の中でも、イスの後半に小座布団を二つ折りにして置いてみたら、いかがだろう。イスの先進国である米国では、イスの座面が後方から持ち上がり、前方につんのめりになってお尻を押し出し、容易に立ち上がれるものもあるそうな。

こうしてお相撲さんも中高年齢者も、正しい座り姿勢ができあがる。

現在では、残念ながら、良い姿勢作りのクスリがない。しかも姿勢はひとたび曲がってしまうと、矯正が非常に困難となる。

そこで求められるものは、心であり、意識である。寿命を越える長寿を願う心と、若くありたいの意識が曲がりかけた背骨を矯正する。

すなわち、座り姿勢での重要点は、良い姿勢のままで座ろうとの気持ちを持つことである。その気持ちが失せれば、後は野となれ山となれで、良い座り姿勢も夢と化す。

良い姿勢は酸素取り入れ量を増加させる

立つにせよ座るにせよ、良い姿勢の利点は、一にも二にも酸素取り入れ量が増加することである。

肺を持つ動物は、酸素を取り入れ二酸化炭素（CO_2）を排出して、健康な毎日を送る。取り入れられた酸素が細胞単位で元気を作る。そして寿命を越える長寿めがけてまっしぐらに突き進む。

こうして脳の血液循環も、ブドウ糖の消費率も、酸素の消費率も向上した。

脳が良い畑状態になったわけである。

良い畑になれば、何の種を蒔いても、見事に芽生え実る。

情報も生きる、記憶力も蘇る。そして脳パワーを存分に活用して、寿命を越える長寿が可能となる。

さて、ここまで読み進まれて、何かに気付かないだろうか。寿命を越える長寿は予防医学の賜物である。いかに理論が優れていても、実行と継続がなければ、効果はゼロに終わる。予防医学の基本は、実行と継続である。失われた五つの力を取り戻す作業も、また良い畑作りの作業も、特別な方法を要求していない。従来のような○○運動を一日三回といったものではない。全て毎日行っている生活行動であり、簡単で実行と継続が可能なものばかり。その理由は、一日○○運動を何回方式では、実行と継続が全くなくなるからである。

寿命を越える長寿を目指し、毎日の行動をしっかりと実行・継続していただきたい。

心の老い防止の最高の妙薬は「欲」である

日本の予防医学には、実行と継続がないと私はこれまでも言い続けてきた。その実行と継続の実現するものこそ、動機づけであり、その正体こそ、寿命を越える長寿になりたいの欲の心なのである。

我が国の老人には困った譬えがある。「枯れて、枯れて、枯れ切って無欲淡々」。これぞ、最も好ましい老人像であると。

本当だろうか。私には信じられない。

老いることとは、力や勢いを失うことである。失われた力や勢いをカバーするものこそ、心の勢いや経済的な余裕である。

近頃の若者は、好んで破れたジーパンをはく。それをみたギャルは「セクシー」ともてはやす。私が同じ破れたジーパンをはいたら、どうだろう。「最近テレビにも出なくなったから、きっと台所が寂しいのね。かわいそうに、破れたジーパンなんか履いちゃって」となる。

残念ながら、私もよい年齢になった。そこで、いつの時代に最もお金が必要だったかを計算してみた。最も費用のかかった年代は、高齢になってからだった。老いると力も勢いもなくなる。それをカバーするために、もっとも効果的だったのが金銭である。中高年齢者は若者でない。老化は目前に迫っている。

老いてから慌てるのは、いかにも醜い。これこそ老醜である。

美しきアラフォーは、老いてはいけない。生理的年齢は進んでも、心は老いるなかれ。そして、いつかは必ずくる老いの日に備えて、預貯金を殖やしておくべきである。

再度、言おう。心の老い防止の最高の妙薬は、「欲」である。欲がなければ、なにごとも成就しない。平均寿命を越えるのでさえ、難しくなる。

一にも二にも「欲」を尊び、欲張りを恥じるなかれ。

中高年齢者の皆さんが、いつまでも豊かに美しく健康で、見事に寿命を越える長寿を得られるよう、心より願っている。

健康長寿の医者が教える
最強の長生き

著　者　　松原　英多
発行者　　真船美保子
発行所　　KK ロングセラーズ
　　　　　東京都新宿区高田馬場 2-1-2　〒 169-0075
　　　　　電話（03）3204-5161(代)　振替 00120-7-145737
　　　　　http://www.kklong.co.jp
印　刷　　中央精版印刷(株)　　製　本　　(株)難波製本

落丁・乱丁はお取り替えいたします。
※定価と発行日はカバーに表示してあります。

ISBN978-4-8454-5049-7　C2247　Printed In Japan 2018